中等职业教育特色教材　供护理、助产专业使用

护理人文素养

主　编　李代强　睢文发

副主编　余　静

参　编　向春柳　刘绍琴

西南交通大学出版社
·成都·

内容提要

本书是中职护理专业教育教材，以临床护理工作为导向，以护士执业资格考试大纲为线索，从护理人文教育涉及的基本领域中，精选了公认为较重要而又极具实用性的内容进行了整合，全书以护理职业教育为目标，以开阔的视角、精要的阐述、清新的笔触，理论与实际相结合，深入浅出地论述了护理法律法规、护理伦理学、护理管理学等相关内容，强调了人文知识在护理工作中的运用。本书不仅具有理论性和学术性，同时具有较强的可读性和实用性。

本书将人文特色及护理专业特色兼收并蓄，不仅可作为中等职业院校护理专业的人文教育教材，也可作为中等职业学校护理专业学生参加国家护士执业资格考试的参考用书。

图书在版编目（CIP）数据

护理人文素养 / 李代强，睢文发主编. —成都：
西南交通大学出版社，2020.5（2022.7 重印）
ISBN 978-7-5643-7408-2

Ⅰ . ①护… Ⅱ . ①李… ②睢… Ⅲ . ①护士 – 人文素
质教育 – 中等专业学校 – 教材 Ⅳ . ①R192.6

中国版本图书馆 CIP 数据核字（2020）第 060406 号

Huli Renwen Suyang
护理人文素养

主编　李代强　睢文发

责任编辑	张华敏
特邀编辑	唐建明　陈正余　杨开春
封面设计	原谋书装

出版发行	西南交通大学出版社
	（四川省成都市金牛区二环路北一段 111 号
	西南交通大学创新大厦 21 楼）
邮政编码	610031
发行部电话	028-87600564　028-87600533
官网	http://www.xnjdcbs.com
印刷	四川煤田地质制图印刷厂

成品尺寸	185 mm×260 mm
印张	11.75
字数	302 千
版次	2020 年 5 月第 1 版
印次	2022 年 7 月第 3 次
定价	36.00 元
书号	ISBN 978-7-5643-7408-2

序　言

当前，我国护理事业正以前所未有的速度向前推进。随着护理模式从"以疾病为中心"向"以人的健康为中心"转变，护理理论体系也不断完善，护理工作任务不断扩展，护理服务领域不断延伸，因此，护理实践更加注重人文精神，护理管理更加科学化和标准化，护理工作中更容易涉及法律及伦理问题，这种变化对护理工作中的主体——护士的综合素质，提出了更高的要求。

南丁格尔说过："护士，是没有翅膀的天使"。那么，如何让每一位护士都不负这一圣洁、美好的赞誉，德技双馨，"文""武"兼备，成为真正的天使呢？为此，护理人文教育的重要性日益凸显。

目前，我国的中等职业护理教育仍然是护理职业教育中不可或缺的一支生力军。中等职业护理教育一方面需要适应职业需求和执业准入的变化，需要不断按照职业要求调整和完善教学，另一方面由于教学学制和教学计划的原因，存在教学时间短和教学内容多的矛盾，如何解决好这一矛盾，成为中等职业护理教育工作者的一大课题，而加强护理教育中的人文教育就是其中之一。

虽然中等职业护理教育中也开设了文学、历史、德育、护理礼仪、护理心理学等人文课程，但由于人文学科涉及面相当广泛，如果将人文课程全部开设是不现实的，且有些知识点在相关课程中会重复出现。为此，我们大胆提出改革，决定在我校的中职护理教育中进一步加强人文教育，目的是让我们的学生在将来走上工作岗位之后能将人文精神贯穿始终。《护理人文素养》这本书就是我们深入探讨护理人文教育的途径、内容和方法的一种尝试，是我校护理职业教育改革的重要成果。

人文学科就是关于人的学科，是研究人类价值判断和精神追求的学科。人文学科就其内容而言，包括哲学、历史学、文学、美学、伦理学、逻辑学、宗教学、人类学、社会学、政治学、心理学、教育学、法律学和经济学等，甚至还涉及了哲学和自然科学中与人性有关的学科知识，特别是和生命科学有关的知识，所以说人文学科涉及面相当广泛，是一个宏大的学术集群，这些也是护理人文学科的基础。而随着边缘学科和交叉学科的发展，人文学科的学科结构发生了很大变化，跨学科和多学科综合现象非常普遍，护理人文学科所包括的专业内容，如护理伦理学、医学法学、护理社会学、护理心理学、护理教育学、护理管理学等也是跨学科的。

《护理人文素养》就是一门跨学科的综合性教材。在编写内容上，编者根据当前护理工作中护士应具备的基本人文素养要求，对内容进行了精选和整合，重点阐述护理人文知识教育中较为重要且在原中等职业护理教育中未单独开设的三个方面的内容，即护理法律法规、护理伦理学、护理管理学。这些内容的选定，既考虑了临床护理工作的需要，也考虑了护理人员自身发展的需要。本书在编写中力求做到：

1. 针对性。体现了护理岗位对专业人才人文知识和素质的要求以及中等职业护理专业学生的特点。

2. 理论性。体现了护士应掌握的相关人文学科的基本知识点。

3. 实用性。体现了教材对中等职业护理专业学生基本人文素养教学的指导作用以及护士执业准入考试的帮助作用。

4. 创新性。为便于教学，在编写体例上，将课堂教学的导入、案例讨论、课堂互动等多种教学手段引入教材，正文中穿插内容丰富的知识链接、案例讨论、背景资料，每章后均附有题型多样的"知识巩固"内容，既有助于提高学生自主学习的兴趣，也便于教师在教学中采用。

5. 可读性。本教材在体例结构上力求做到严谨、有逻辑而且内容新颖、有美感；内容阐述夹叙夹议，旁征博引；语言清新生动，行文流畅，易于理解，体现了人文教材所应有的特色。

本书在编写的过程中，得到了西南交通大学出版社的大力支持，在此深表感谢。

本教材是全体参编人员共同努力的结果，但由于人文科学知识浩如烟海，本书辑入的只是其中的一朵浪花，难免挂一漏万；同时鉴于我们的编写经验不足、水平有限、时间紧迫，在本书的编排及内容上，错误和疏漏在所难免。我们真诚地期望各位专家、同行及广大师生批评指正，以便进一步修订和完善。

编　者

2020 年 3 月

目　录

上篇　护理法律法规

中篇　护理伦理

下篇　护理管理

上篇

护理法律法规

第一章　护士管理法律制度

【教学目标】

知识目标：

　　1. 熟悉护士的概念；

　　2. 熟悉我国护士执业立法的现状；

　　3. 掌握护士执业资格考试的条件和报考要求；

　　4. 掌握护士执业资格注册的相关规定；

　　5. 掌握护士执业中医疗卫生机构的职责；

　　6. 掌握护士执业中的法律责任。

能力目标：

　　通过学习护士执业管理法律制度，培养学生的职业道德和业务素质，积极引导学生理论联系实际，在工作中遵守相关法律规定。

情感目标：

　　通过学习，让学生更加明确学习目的及未来的使命，培养责任意识。

【本章结构】

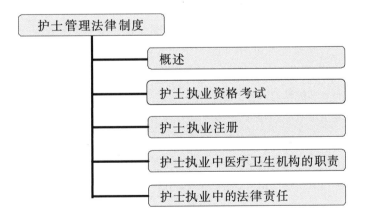

　　护士执业管理法律制度是调整医疗卫生康复保健过程中护理关系的法律规范的总和。其内容主要涉及护士执业管理立法的目的、护士执业资格考试制度、护士执业许可制度、护士的权利与义务以及护士违法责任。随着我国护士执业管理立法的发展和医疗市场的不断开放，尤其是我国加入世界贸易组织（WTO）以来，我国护士执业管理立法正在不断完善，并逐步与国际接轨。

第一节　概　述

一、护士的概念

护士是指经执业注册取得护士执业证书，依照《中华人民共和国护士条例》规定从事护理活动，履行保护生命、减轻痛苦、增进健康职责的卫生技术人员。

护士这一概念不同于护理职称序列中的"护士"，而是作为一门职业的从业人员的统称。

二、护士管理立法

2008 年 1 月 23 日国务院通过了《中华人民共和国护士条例》（以下简称《护士条例》），并于 2008 年 5 月 12 日正式实施。《护士条例》的立法宗旨是：既要维护护士的合法权益，又要规范护理行为；根本宗旨在于促进护理事业发展，保障医疗安全和人体健康。《护士条例》对护士执业注册、护士的权利和义务、医疗卫生机构的职责、护士执业中的法律责任等进行了详细的规定。这标志着我国的护士管理工作全面进入法制化的轨道。

第二节　护士执业资格考试

> **案例与思考 1-1**
>
> ### 李×欲报考护士执业资格
>
> 2013 年李×毕业于某市卫生学校全日制护理专业（学制 3 年），第三学年在某二甲综合医院实习 10 个月，毕业后欲在某社区卫生服务中心从事护理工作，2013 年准备参加护士执业资格考试。
>
> **请结合本节的学习内容，思考回答：**
>
> 李×能否参加护士执业资格考试？为什么？

一、护士执业资格考试的条件

我国实行护士执业资格考试制度。护士执业资格考试（Nurse qualification examination）是评价申请护士执业资格者是否具备执业所必需的护理专业知识与工作能力的考试。凡是申请护士执业者必须通过该项考试取得《中华人民共和国护士执业证书》。获得该证书后方可申请护士执业注册，未经注册者不得从事护理工作。

申请参加护士执业资格考试，必须具备以下条件：在中等职业学校或高等学校完成了国务院教育行政部门和国务院卫生行政部门规定的普通全日制 3 年以上的护理、助产专业课程学习，包括在教学医院或综合医院完成 8 个月以上的护理临床实习，并取得了相应的学历证书，即可申请参加护士执业资格考试。

二、考试组织

护士执业资格考试实行国家统一考试制度，国家统一制定考试大纲，统一命题，统一合格标准。考试原则上每年举行一次，由全国护士执业资格委员会负责具体工作，其办公室设置在中华人民共和国国家卫生和健康委员会。

三、报考要求

申请参加护士执业资格考试的人员，应当在公告规定的期限内报名，并提交以下材料：

① 护士执业资格考试报名申请表。

② 本人身份证明。

③ 近 6 个月二寸免冠正面半身照片 3 张。

④ 本人毕业证书。

⑤ 报考所需的其他材料。

申请人为在校应届毕业生的，应当持有所在学校出具的应届毕业生毕业证明，到学校所在地的考点报名。学校可以为本校应届毕业生办理集体报名手续。

申请人为非应届毕业生的，可以选择到人事档案所在地人民政府卫生行政部门报名。

四、考试内容

护士执业资格考试包括"专业实务"和"实践能力"两个科目。一次性通过两个科目为考试成绩合格。为了加强对考生实践能力的考核，原则上采用"人机对话"考试方式进行。

"专业实务"科目考查内容：运用与护理工作相关的知识，有效而安全地完成护理工作的能力。考试内容涉及与健康和疾病相关的医学知识、基础护理和技能以及与护理相关的社会人文知识的临床运用能力等。

"实践能力"科目考查内容：运用护理专业知识和技能完成护理任务的能力。考试内容涉及疾病的临床表现、治疗原则、健康评估、护理程序以及护理专业技术、健康教育等知识的临床运用等。

有关护士执业中的法律法规内容就包含在"专业实务"科目之中。

第三节 护士执业注册

案例与思考 1-2

小张办理护士执业注册

小张生于 1994 年 3 月，2010 年 9 月至 2013 年 6 月就读于 A 省卫生学校普通全日制护理专业，2012 年 7 月至 2013 年 3 月在本省 B 医院实习，毕业后欲留在 B 医院工作，2013 年 5 月通过护士执业资格考试，2013 年 12 月办理了护士执业注册。2018 年 10 月辞职随当兵的丈夫到 H 省 C 市第二人民医院从事护理工作。

请结合本节的学习内容，思考回答：

1. 小张在 B 医院工作时办理执业注册应向谁提出申请？需提供哪些材料？

2. 小张在 H 省 C 市第二人民医院执业需要办理哪些相关注册手续？

取得《护士专业技术资格证书》的人员必须经执业注册取得《护士执业证书》，方可按照注册的执业地点从事护理工作。未经执业注册取得《护士执业证书》者，不得从事诊疗技术规范规定的护理活动。

一、执业注册及注销

护士执业注册是指：通过护士执业资格考试取得护士执业资格的人员，在医疗卫生机构从业之前，必须到所在地人民政府卫生行政部门进行登记的一种赋予护士执业资格的行政许可制度。

（一）注册管理机构

国务院卫生行政部门负责全国护士执业注册监督管理工作。各省、自治区、直辖市人民政府卫生行政部门是护士执业注册的主管部门，负责本行政区域内的护士执业注册管理工作。各省、自治区、直辖市人民政府卫生行政部门结合本行政区域的实际情况，制定护士执业注册工作的具体办法，并报国务院卫生行政部门备案。

（二）首次注册申请

1. 申请提出

护士执业注册申请，应当自通过护士执业资格考试之日起 3 年内提出。逾期提出申请的，除按照初次申请提交规定的材料外，还应当提交在省、自治区、直辖市人民政府卫生行政部门规定的教学医院或综合医院接受 3 个月临床护理培训并考核合格的证明。

2. 申请条件

按照《护士条例》的要求，申请护士执业注册应当具备 4 个基本条件：

① 具有完全民事行为能力。

② 在中等职业学校或高等学校完成了国务院教育行政部门和国务院卫生行政部门规定的普通全日制 3 年以上的护理、助产专业课程学习，包括在教学医院或综合医院完成 8 个月以上的护理临床实习，并取得相应学历证书。

③ 通过了国务院卫生行政部门组织的护士执业资格考试。

④ 符合国务院卫生行政部门规定的健康标准。

《护士执业注册管理办法》中明确规定，申请人必须无精神病史；无色盲、色弱、双耳听力障碍；无影响履行护理职责的疾病、残疾或者功能障碍。

3. 首次申请材料

取得《护士执业证书》后，还必须向所在省、自治区、直辖市人民政府卫生行政部门申请执业注册，经审核合格，成为执业护士，才能开展执业活动。《护士执业注册管理办法》规定，首次申请护士注册需要缴纳注册费，并向注册机关提交下列资料：

① 护士执业注册申请审核表。

② 申请人有效身份证明（验原件交复印件）。

③ 申请人学历证书（验原件交复印件）以及在专业学习中完成的 8 个月以上的临床实习证明（交原件）。

④ 护士执业资格考试成绩合格证明（验原件交复印件）及近期两寸免冠正面半身彩色照片 1 张。

⑤ 省、自治区、直辖市人民政府卫生行政部门指定的医疗机构出具的申请人 6 个月内的健康体检证明。

⑥ 医疗卫生机构拟聘用的相关材料。

⑦ 各省、自治区、直辖市人民政府卫生行政部门要求的其他材料（交原件）。

4. 审核与注册

注册机关在受理注册申请后，应当在 20 个工作日内完成审核，审核合格的，予以注册，发给《护士执业证书》；审核不合格的，不予注册，应当书面通知申请者。护士执业注册有效期为 5 年。

（三）注销注册

护士执业注册后有下列情形之一的，原注册主管部门将办理注销执业注册：

① 注册有效期届满未延续注册。护士未申请延续护士执业注册，或者其延续执业注册的申请未被批准，其已经取得的护士执业注册自有效期届满之日起失效。

② 受吊销《护士执业证书》处罚。

③ 护士死亡或者丧失民事行为能力。

二、延续及重新注册

（一）延续注册

护士执业注册有效期届满需要继续执业的，应当在有效期届满前 30 日，向原注册部门申请延续注册。护士申请延续注册，应当提交的材料有：

① 护士延续注册申请审核表。

② 申请人的原《护士执业证书》。

③ 所在地省、自治区、直辖市人民政府卫生行政部门指定的医疗机构出具的申请人 6 个月内的健康体检证明。

注册部门自受理延续注册申请之日起 20 日内进行审核。审核合格的，予以延续注册，延续执业注册有效期为 5 年；对不具备《护士条例》规定条件的，不予延续，并书面说明理由。

有下列情形之一的，不予延续注册：

① 不符合申请护士执业注册规定的健康标准的。

② 被处以暂停执业活动处罚，期限未满的。

（二）重新注册

重新注册有下列情形：

① 注册有效期届满未延续注册的。

② 受吊销《护士执业证书》处罚，自吊销之日起满 2 年的。

重新申请注册的，应按照初次申请注册的规定提交材料；中断护理执业活动超过 3 年的，还应当提交在省、自治区、直辖市人民政府卫生行政部门规定的教学医院或综合医院接受 3 个月临床护理培训并考核合格的证明。

三、变更注册

护士在其执业注册有效期内变更执业地点的，应当向拟执业地注册主管部门报告，办理变更注册手续。

（一）提交材料

护士在其执业注册有效期内变更执业地点的，应当向拟执业地注册主管部门报告，并提交下列材料：

① 护士变更注册申请审核表和申请人的《护士执业证书》。

② 申请人现执业医疗卫生机构同意变更的证明材料和拟聘用的证明材料。

（二）办理要求

申请人直接到拟执业地注册部门办理变更手续，注册部门自受理变更注册之日起 7 个工作日内为其办理变更注册手续。护士跨省、自治区、直辖市变更执业地点的，受理变更注册的卫生行政部门还应当向申请人原执业地注册部门通报。各省、自治区、直辖市人民政府卫生行政部门应当通过护士执业注册信息系统，为护士变更注册提供便利。

四、不予注册

不予注册是行政机关行使许可权的一种表现形式。《护士条例》规定，有下列情形之一的，护士执业注册机关将不予注册：
① 服刑期间。
② 因健康原因不能或不宜执行护理业务。
③ 违反《护士条例》规定被中止或取消注册。
④ 其他不宜从事护士工作的。

五、执业记录

为了加强对护士执业行为的监督管理，促进护理行为的规范，《护士条例》要求县级以上地方人民政府卫生行政部门应当建立本行政区域的护士执业良好记录和不良记录，并将该记录记入护士执业信息系统。护士执业良好记录包括护士受到的表彰、奖励以及完成政府指令性任务的情况等内容。护士执业不良记录包括行政处罚、处分的情况等内容。

第四节　护士执业中医疗卫生机构的职责

目前，护士都是在一定的医疗卫生机构中执业，护士义务的履行需要医疗卫生机构直接进行监督，护士权利的实现有赖于医疗卫生机构提供物质保障。因此，《护士条例》规定了医疗卫生机构的三方面职责。

一、按要求配备护理人员

《护士条例》规定，医疗卫生机构配备护士的数量不得低于国务院卫生行政部门规定的护士配备标准。也就是说，医疗卫生机构要做到护士人力资源配备与医院的功能、任务及规模一致，这是医疗卫生机构的法定职责和要求。

二、保障护士的合法权益

《护士条例》规定，医疗卫生机构应当保障护士的合法权益：
① 医疗卫生机构应当为护士提供卫生防护用品，并采取有效的卫生防护措施和医疗保健措施。

② 医疗卫生机构应当执行国家有关工资、福利待遇等规定，按照国家有关规定为在本机构从事护理工作的护士足额缴纳社会保险费用，保障护士的合法权益。

③ 对在艰苦边远地区工作，或者从事直接接触有毒有害物质、有感染传染病危险工作的护士，所在医疗卫生机构应当按照国家有关规定给予津贴。

④ 医疗卫生机构应当制定、实施本机构护士在职培训计划，并保证护士接受培训；根据临床专科护理的发展和专科护理岗位的需要，开展对护士的专科护理培训。

三、加强护士管理

《护士条例》规定，医疗卫生机构应加强对所在机构护理人员的管理：

① 医疗卫生机构应当按照国务院卫生行政部门的规定，设置专门机构或者配备专（兼）职人员负责护理管理工作；不得允许未取得护士执业证书的人员、未依照规定办理执业地点变更手续的护士以及护士执业注册有效期届满未延续执业注册的护士在本机构从事诊疗技术规范规定的护理活动；在教学医院或综合医院进行护理临床实习的人员应当在护士指导下开展有关工作。

② 医疗卫生机构应当建立护士岗位责任制并进行监督检查。护士因不履行职责或者违反职业道德受到投诉的，其所在医疗卫生机构应当进行调查。经查证属实的，医疗卫生机构应当对护士作出处理，并将调查处理情况告知投诉人。

第五节　护士执业中的法律责任

护士在执业过程中若违反有关的法律法规，医疗机构和护士就会被追究相应法律责任，包括行政责任、民事责任、刑事责任。

护士在执业过程中违反法定义务应承担法律责任。护士在执业活动中有下列情形之一的，由县级以上地方人民政府卫生行政部门依据职责分工责令改正，给予警告；情节严重的，暂停其 6 个月以上 1 年以下执业活动，直至由原发证部门吊销其护士执业证书。

① 发现患者病情危急未立即通知医师的。

② 发现医嘱违反法律、法规、规章或者诊疗技术规范的规定，应当及时向开具医嘱的医师提出而未提出的；必要时，应当向该医师所在科室的负责人或者医疗卫生机构负责医疗服务管理的人员报告而未报告的。

③ 泄露患者隐私的。

④ 发生自然灾害、公共卫生事件等严重威胁公众生命健康的突发事件，不服从安排参加医疗救护的。

护士在执业活动中造成医疗事故的，依照医疗事故处理的有关规定承担法律责任。护士被吊销执业证书的，自执业证书被吊销之日起 2 年内不得申请执业注册。

非法阻挠护士依法执业侵犯护士人身权利的，由护士所在单位提请公安机关予以治安行政处罚；情节严重、触犯刑律的，由司法机关依法追究刑事责任。

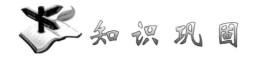

单项选择题

1. 申请注册的护理专业毕业生,应在教学或综合医院完成临床实习,其时限至少为(　　)。

    A. 3个月　　　　B. 6个月　　　　C. 8个月　　　　D. 10个月　　　　E. 12个月

2. 护士执业注册的有效期为(　　)。

    A. 2年　　B. 5年　　C. 8年　　D. 10年　　E. 终生

3. 护士申请延续注册的时间应为(　　)。

    A. 有效期届满前半年　　　　B. 有效期届满前30天　　　　C. 有效期届满日

    D. 有效期届满后30天　　　　E. 有效期届满后半年

4. 当护士变更执业地点时,应(　　)。

    A. 维持原注册地点　　　　B. 注销护士执业证书　　　　C. 重新办理护士执业证书

    D. 办理执业注册变更　　　　E. 申请延续护士注册

5. 护士发现医师医嘱可能存在错误,但仍然执行错误医嘱,对患者造成严重后果,该后果的法律责任承担者是(　　)。

    A. 写医嘱的医师　　　　B. 执行医嘱的护士　　　　C. 医师和护士共同承担

    D. 医师和护士无须承担　　　　E. 医疗机构承担

6. 护士在执业活动中出现下列情形,不适合依照《护士条例》进行处罚的是(　　)。

    A. 泄露患者隐私　　　　B. 发生公共卫生事件不服从安排参加医疗救护

    C. 因工作疏忽造成医疗事故　　　　D. 发现患者病情危急未及时通知医师

    E. 因患者自身原因造成的事故

7. 申请护士执业注册时,不影响申请者申报的情况是(　　)。

    A. 近视　　B. 有精神病史　　C. 色弱　　D. 色盲　　E. 双耳听力障碍

8. 某护生在一所二级甲等医院完成毕业实习后,护理部考虑其平时无护理差错,且普外科护士严重短缺,虽未通过护士执业资格考试,仍聘用其在普外科从事护士岗位的工作。护理部的做法违反的是(　　)。

    A. 医疗事故处理条例　　　　B. 侵权责任法　　　　C. 民法通则

    D. 医疗机构管理办法　　　　E. 护士条例

9. 下列人员中,可允许在医疗机构从事诊疗技术规范规定的护理活动的是(　　)。

    A. 取得《护士执业证书》1年后,出国留学2年再次返回原医院工作者

    B. 护士执业注册有效期满未延续注册者

    C. 护理学本科毕业者

    D. 经执业注册取得《护士执业证书》但因外伤造成双耳听力障碍者

    E. 工作调动,《护士执业证书》未变更执业地点者

10. 护士甲某,进行护士执业注册未满5年,现因工作调动,欲往外地某医院继续从事护理工作。现在应办理的申请是(　　)。

    A. 护士执业注册申请　　　　B. 逾期护士执业注册申请　　　　C. 护士延续注册申请

    D. 重新申请护士执业注册　　　　E. 护士变更注册申请

第二章 医疗事故处理法律制度

【教学目标】

知识目标：

    1. 掌握医疗事故的概念以及医疗事故的分级、责任程度、构成要件；

    2. 熟悉医疗事故预防、处置及鉴定的程序；

    3. 了解医疗事故处理法律制度的含义、内容、意义及法律责任。

能力目标：

    通过学习医疗事故处理法律制度，培养学生遵守医疗卫生管理法律、行政法规、部门规章和诊疗护理规范、常规的习惯，尽可能杜绝医疗事故的发生，培养学生的社会责任心。

情感目标：

    通过学习，引导学生关注身边的医疗事故，克服畏惧情绪，培养应对突发状况的能力。

【本章结构】

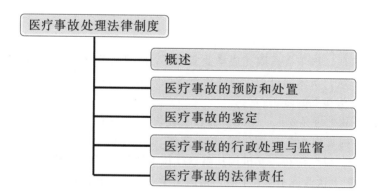

    医疗事故处理法律制度是调整医疗事故处理过程中医患关系的法律规范的总和。其内容主要涉及其立法的宗旨、医疗事故的科学界定、医疗事故的处理原则、医疗事故的预防与处置、医疗事故的技术鉴定、医疗事故的行政处理与监督、医疗事故的赔偿以及违法责任。医疗事故的处理涉及保护医患双方的合法利益、维护医疗秩序、保障医疗安全，因而备受社会各界的关注。

第一节　概　述

案例与思考 2-1

男童滴注先锋V过敏性休克死亡案

　　7 岁男童因患肺炎，到常去就医的某医院看医生，医生开了先锋V滴注，在输液过程中，突然出现不良反应，经抢救无效身亡。家属称，输液前未做皮试，怀疑因药物过敏死亡。对此，医院表示，在以往的就医过程中，男童曾使用过头孢，无须再做皮试，且我国药典未规定应用头孢菌素类药物必须做皮试。后经医疗技术鉴定，男童死亡原因为过敏性休克死亡。

　　请结合本节的学习内容，思考回答：

　　该医院是否构成医疗事故？为什么？

一、医疗事故的概念

　　医疗事故是指医疗机构及其人员在医疗活动中，违反医疗卫生管理法律、行政法规、部门规章和诊疗护理规范、常规，过失造成患者人身损害的事故。

二、医疗事故处理立法

　　2002 年 4 月 4 日，中华人民共和国国务院第 351 号令颁布《医疗事故处理条例》（以下简称《处理条例》），于 2002 年 9 月 1 日起正式实施，该《处理条例》是我国目前处理医疗事故的主要法律依据，共 7 章 63 条。

　　2002 年 9 月 1 日，我国分别颁布实施了《医疗事故技术鉴定暂行办法》《医疗事故分级标准（试行）》等配套规定，标志着我国医疗事故处理的法制建设正在日趋成熟和完善。

三、医疗事故构成要件

（一）主体必须是医疗机构及其医务人员（主体要件）

　　医疗机构，是指按照《医疗机构管理条例》（由国务院于 1994 年 2 月 26 日发布，自 1994 年 9 月 1 日起施行，并于 2016 年 2 月 6 日国务院第 666 号令修改施行）取得《医疗机构执业许可证》的机构。

　　医务人员，是指依法取得执业资格的医疗卫生专业技术人员，如医师和护士等。

　　医疗事故，即依法取得执业许可或者执业资格的医疗机构和医务人员在其合法的医疗活动中发生的事故。这表明护士可能成为医疗事故的主体之一。应当注意的是，凡是不具有合法资质而提供医疗服务的所谓"医疗机构和医务人员"，因过失造成患者人身伤害的，决非医疗事故，而是"非法行医"的行为。

（二）必须在医疗活动中产生

医疗事故发生在医疗机构及其医务人员的医疗活动中，这指明了医疗事故发生的场所和活动范围。医疗事故是医疗机构的工作人员在履行职责的过程中，由于过失而违反法律规定的行为，造成患者人身损害的结果。并非任何造成患者人身损害结果的医疗行为都构成医疗事故，造成医疗事故的医务人员必须处于正常工作状态之中。也就是说，医务人员只有在正常工作时间、在医疗机构的指定工作场所以及本人的工作职责范围内，在从事诊疗护理工作的过程中，造成患者人身损害的事故，才能构成医疗事故。

（三）医疗人员必须具有诊疗护理工作中的过失（主观要件）

主观要件指的是行为人的主观状态。在医疗事故中，主观状态是过失，医务人员主观上的过失包括疏忽大意的过失和过于自信的过失两种。

疏忽大意的过失是指发生的医疗事故中，行为人应当预见自己的行为可能造成对患者的危害结果，因疏忽大意而未能预见到。

过于自信的过失是指发生的医疗事故中，行为人虽然预见到自己的行为可能导致患者出现危害结果，但是轻信借助自己的技术、经验或有利的客观条件能够避免，从而导致了判断上或行为上的过失，致使对患者的危害结果发生。

在医疗事故中是不存在"故意"的。如果医务人员在从事诊疗护理工作的过程中，故意造成患者死亡、残废、功能障碍等人身损害后果，则构成故意杀人或故意伤害罪，而非医疗事故了。

（四）医务人员必须具有违法行为（客观要件）

"医疗事故"是医疗机构及其医务人员因违反医疗卫生管理法律、行政法规、部门规章和诊疗护理规范、常规而发生的事故。从医疗实践来看，指导医疗机构及其医务人员具体操作的，最常用、最直接的法律法规和规范就是国务院医疗卫生行政部门制定的关于医疗机构、医疗行为管理的规章和诊疗护理规范、常规，凡是违反了则必定要出事故。在判断是否为医疗事故时，这是最好的判断标准。

实践中，"违法行为"的表现形式是多种多样的，基本上可以分为作为和不作为两种。医务人员在诊疗护理工作中因不作为而造成损害结果的，主要有以下几种情况：

① 属于临床各科诊治范围的急、危、重症患者，医务人员借故推诿、拒绝收治；或者借口因某种条件所限，接诊医生未对患者做任何检查和处理便转科、转院，以致延误、丧失有效抢救时机而造成损害结果的。

② 值班医师擅离职守，或者因工作粗心大意，不仔细检查患者，不清楚了解其病史，草率进行医疗处理；或者因患者病情急剧恶化，医生接到通知后无故不予诊视或者不予处理，延误抢救时机，造成损害结果的。

③ 属于急、危、重症患者，虽非本科急诊范围，但按当时的条件及医师的技术水平，应该积极进行抢救，或者及时请其他科室的医师进行会诊或者治疗，就可以避免造成损害结果，却因推诿、不负责任而延误抢救、治疗时机，造成损害结果的。

如果医务人员的诊疗护理行为是合法行为，即无违反法律、规章制度、操作规程、技术规范要求的行为，在主观上无过失，即使造成事实上的损害结果，也不构成医疗事故，无须承担医疗事故赔偿责任。

（五）必须要造成患者人身损害

所谓"人身损害"，主要是指在诊疗护理实践中，不能因为从事诊疗护理的医务人员有一般过失行为就认为构成医疗事故，必须视其行为在实际上是否造成了对患者较严重的损害结果而定。没有造成损害后果的，就不能认定为医疗事故。

（六）过失行为和损害之间存在因果关系

过失行为和损害是判定是否属于医疗事故的重要方面。虽然存在过失行为，但并没有给患者造成损害后果，这种情况不应视为医疗事故；虽然存在损害后果，但是医疗机构和医务人员并没有过失行为，也不能判定为医疗事故。这种因果关系的判定，还关系到如何追究医疗机构和医务人员的责任，确定对患者的具体赔偿数额等。

案例与思考 2-2

　　某小女孩，2岁，因为腹泻被家长带到某个体诊所诊治，被诊断为腹泻、脱水。该个体医生对小女孩进行输液治疗，当天未见效果。第二天，个体医生在给小女孩输液时，加入大剂量的洁霉素和庆大霉素，超正常值10倍左右，致使小女孩呼吸肌麻痹，呼吸中枢抑制窒息死亡。经查，该个体医生于事发前4个月领取了开业执照。

请结合本节的学习内容，思考回答：

1. 本案例是否属于医疗事故？
2. 个体开业医生能否成为医疗事故的主体？

四、医疗事故的分级

根据对患者人身造成的损害程度，医疗事故分为四级：

一级医疗事故：造成患者死亡、重度残疾的。

二级医疗事故：造成患者中度残疾、器官组织损伤导致严重功能障碍的。

三级医疗事故：造成患者轻度残疾、器官组织损伤导致一般功能障碍的。

四级医疗事故：造成患者明显人身损害的其他后果的。

五、医疗事故的责任程度

根据医疗过失行为在医疗事故中所占的比例，医疗事故的责任程度划分为：

完全责任：指医疗事故损害后果完全由医疗过失行为造成。

主要责任：指医疗事故损害后果主要由医疗过失行为造成，其他因素起次要作用。

次要责任：指医疗事故损害后果主要由其他因素造成，医疗过失行为起次要作用。

轻微责任：指医疗事故损害后果绝大部分由其他因素造成，医疗过失行为起轻微作用。

（一）在紧急情况下，为抢救垂危患者生命而采取紧急医学措施造成不良后果的

医疗上的紧急情形表现为两种情况：

① 时间上的紧急性，即由于患者病情的突发性而可以供医师诊疗的时间非常短暂，在技术上不可能作出十分全面的考虑及安排，如出血性休克或者患者突然出现呼吸、心跳停止等状况。

② 事件上的紧急性，即由于患者所患疾病危重，而在治疗手段的选择上存在极大困难，所采取的治疗措施直接关系到患者的生死存亡，需要医师作出紧急性的决断。

法律对一个人在正常情况下能够达到的注意义务与紧急状态下的注意义务的要求是不一样的，在紧急情况下允许降低义务人的注意义务。因此，在这种情况下，为了抢救患者的生命而采取的紧急医学措施所造成的不良后果，就不应构成医疗事故。但其需要一定的条件：① 必须存在上述两种紧急情况之一，即患者存在生命危险，这种危险必须是现实的和正在发生的；② 所采取的医疗措施应当限于是迫不得已，即采取的医疗措施是在当时、当地（救治场所）所能采取的最佳方案。

（二）在医疗活动中由于患者病情异常或患者体质特殊而发生医疗意外的

《处理条例》中规定了医疗意外事件的一种表现形态，即由于患者病情异常或特殊体质而发生的难以预料和防范的不良后果。

由于在此种情况下，医务人员已经尽了所有的注意义务，医疗活动符合诊疗常规，仍然无法避免患者损害的不良后果的发生，故医务人员因无主观过错而无须承担责任。

需要强调的是，医务人员必须是仅对不良后果的发生无法预料和无法防范，且对于诊治过程的其他环节在主观上均不存在过错。由于医疗纠纷的民事诉讼中有举证责任部分倒置的规定，医务人员如果主张患者的损害后果属于医疗意外，就需要证明两个事实：

① 损害的发生属于医务人员自身以外的原因造成的。

② 医务人员已经尽到了其当时应当和能够尽到的注意。

（三）在现有医学科学技术条件下，发生无法预料或者不能防范的不良后果的

这是《医疗事故处理条例》对医疗意外事件另一种表现形态的规定。

现代医学虽然取得了突飞猛进的发展，但仍然有很多不能克服的困难。医务人员在面对一种新型疾病时，往往有一个摸索的过程，例如 2003 年春天肆虐全国的"非典"，医务人员在疫情初发时期的误诊误治以及发生的一些损害后果就属于此类情况，医疗机构应予以免责。

（四）无过错输血感染造成不良后果的

由于当前科学技术的限制，输血这种治疗方法具有很大的风险。因为医院对患者做的身体检查或采血机构对供血的检测存在"窗口期"，即患者患有某种疾病不适合接受输血，但在检查

身体时没有反映出来，或是供血者的血液中含有某种病毒，但在供血机构检测时处于潜伏期而无法检测出来；再加上现代医学科学技术的限制，不能百分之百地检测出血液中的所有病毒。因此，即使医务人员完全、认真地履行了义务，仍有可能出现患者因输血而感染疾病的后果。在这种情况下，医务人员没有主观过错，不属于医疗事故。

（五）因患方原因延误诊疗导致不良后果的

疾病的诊断治疗是一个互动的过程，离不开患者及其家属的配合。在医生为患者诊断疾病时，患者的主诉是很重要的依据。如果患者及其家属采取不合作的态度，不如实向医务人员提供准确可靠的信息，就容易造成误诊与误治。

这种情况在《中华人民共和国民法通则》上属于侵权抗辩事由之一的"受害人的过错"。所谓受害人的过错，是指受害人故意或过失的行为是他所受损害的原因。其"损害后果"与医疗机构的"医疗事故"没有因果关系，因此医疗机构不构成侵权。

（六）因不可抗力造成不良后果的

《中华人民共和国民法通则》对不可抗力规定为：不能预见、不能避免并不能克服的客观情况。一般认为，医疗活动中的不可抗力可分为两方面因素：

① 民法理论公认的事件，如地震、水灾、战争等。

② 源于疾病方面的事件，如疾病的自然发展和并发症。

第二节　医疗事故的预防和处置

一、医疗事故的预防

按照《医疗事故处理条例》的规定，医疗事故的预防应采取以下措施：

① 医疗机构及其医务人员在医疗活动中，必须严格遵守医疗卫生管理法律、行政法规、部门规章和诊疗护理规范、常规，恪守医疗服务职业道德。

② 医疗机构应当对其医务人员进行医疗卫生管理法律、行政法规、部门规章和诊疗护理规范、常规的培训和医疗服务职业道德教育。

③ 医疗机构应当设置医疗服务质量监控部门或者配备专（兼）职人员，具体负责监督本医疗机构的医务人员的医疗服务工作，检查医务人员执业情况，接受患者对医疗服务的投诉，向其提供咨询服务。

④ 医疗机构应当按照国务院卫生行政部门规定的要求，书写并妥善保管病历资料。

⑤ 医疗机构应当制定防范、处理医疗事故的预案，预防医疗事故的发生，减轻医疗事故的损害。

⑥ 在医疗活动中，医疗机构及其医务人员应当将患者的病情、医疗措施、医疗风险等如实告知患者，及时解答其咨询；但是，应当避免对患者产生不利后果。

二、医疗事故的处置

（一）及时采取有效措施，防止损害扩大

发生或者发现医疗过失行为，医疗机构及其医务人员应当立即采取有效措施，避免或者减轻对患者身体健康的损害，防止损害扩大。

（二）启动逐级报告制度

医务人员在医疗活动中发生或者发现医疗事故、可能引起医疗事故的医疗过失行为或者发生医疗事故争议的，应当立即向所在科室负责人报告。科室负责人应当及时向本医疗机构负责医疗服务质量监控的部门或者专（兼）职人员报告。负责医疗服务质量监控的部门或者专（兼）职人员接到报告后，应当立即进行调查核实，将有关情况如实向本医疗机构的负责人报告，并向患者通报、解释。发生医疗事故的，医疗机构应当按照规定向所在地卫生行政部门报告。

发生下列重大医疗过失行为的，医疗机构应当在 12 小时内向所在地卫生行政部门报告：

① 导致患者死亡或者可能为二级以上的医疗事故。

② 导致 3 人以上人身损害后果。

③ 国务院卫生行政部门和省、自治区、直辖市人民政府卫生行政部门规定的其他情形。

（三）按法定要求封存病历和现场实物等证据

发生医疗事故争议时，主观病历（死亡病历讨论记录、疑难病例讨论记录、上级医师查房记录、会诊意见、病程记录等）应当在医患双方在场的情况下封存和启封，封存的病例资料可以是复印件，由医疗机构保管。

疑似输液、输血、注射、药物等引起不良后果的，医患双方应当共同对现场实物进行封存和启封，封存的现场实物由医疗机构保管。需要检验的，应当由双方共同指定的、依法具有检验资格的检验机构进行检验；双方无法共同指定时，由卫生行政部门指定。

疑似输血引起不良后果，需要对血液进行封存保留的，医疗机构应当通知提供该血液的采供血机构派员到场。

（四）遵守尸体存放、处理和尸检的具体规定

患者在医疗机构内死亡的，尸体应当立即移放太平间。死者尸体存放时间一般不得超过 2 周，逾期不处理的尸体，经医疗机构所在地卫生行政部门批准，并报经同级公安部门备案后，由医疗机构按照规定进行处理。

患者死亡，医患双方当事人不能确定死因或者对死因有异议的，应当在患者死亡后 48 小时内进行尸检，具备尸体冻存条件的，可以延长至 7 日。尸检应当经死者近亲属同意并签字。尸检应当由按照国家有关规定取得相应资格的机构和病理解剖专业技术人员进行，承担尸检任务的机构和病理解剖专业技术人员有进行尸检的义务。医疗事故争议双方当事人可以请法医病理学人员进行尸检，也可以委派代表观察尸检过程。拒绝或者拖延尸检，超过规定时间，影响对死因判定的，由拒绝或者拖延的一方承担责任。

第三节　医疗事故的鉴定

一、医疗事故技术鉴定的概念

医疗事故技术鉴定是指由医学会组织有关临床医学专家和法医学专家所组成的专家组，运用医学、法医学等科学知识和技术，对涉及医疗事故行政处理的有关专门性问题进行检验、鉴别和判断并提供鉴定结论的活动。

二、鉴定机构及其组成人员

依据《医疗事故处理条例》的规定，开展医疗事故技术鉴定工作的机构是医学会。实行二次终结的鉴定制度。首次医疗事故技术鉴定工作由设区的市级地方医学会和省、自治区、直辖市直接管理的县（市）地方医学会负责；再次鉴定由省、自治区、直辖市地方医学会负责。中华医学会可组织疑难、复杂并在全国有重大影响和争议的医疗事故的技术鉴定工作，不受鉴定级别限制。

负责组织医疗事故技术鉴定工作的医学会应当建立专家库。专家库由具备下列条件的医疗卫生专业技术人员组成：① 有良好的业务素质和执业品德；② 受聘于医疗卫生机构或者医学教学、科研机构并担任相应专业高级技术职务 3 年以上；③ 健康状况能够胜任医疗事故技术鉴定工作。符合上述第①和③项规定的条件并具备高级技术任职资格的法医可以受聘进入专家库。

负责组织医疗事故技术鉴定工作的医学会依照《处理条例》规定聘请医疗卫生专业技术人员和法医进入专家库，可以不受行政区域的限制。

三、鉴定的原则和程序

（一）鉴定的原则

医疗事故技术鉴定应遵循以下原则：
① 依法独立鉴定的原则。
② 合议制的原则。
③ 实行回避制度的原则。

（二）鉴定的程序

1. 鉴定申请

卫生行政部门接到医疗机构关于重大医疗过失行为的报告或者医疗事故争议当事人要求处理医疗事故争议的申请后，对需要进行医疗事故技术鉴定的，应当交由负责医疗事故技术鉴定工作的医学会组织鉴定；医患双方协商解决医疗事故争议，需要进行医疗事故技术鉴定的，由双方当事人共同委托负责医疗事故技术鉴定工作的医学会组织鉴定。

2. 鉴定受理

负责组织医疗事故技术鉴定工作的医学会应当自受理医疗事故技术鉴定之日起 5 日内通知医疗事故争议双方当事人提交进行医疗事故技术鉴定所需的材料。

（1）医疗事故技术鉴定的材料

当事人应当自收到医学会的通知之日起 10 日内提交有关医疗事故技术鉴定的材料、书面陈述及答辩。医疗机构提交的有关医疗事故技术鉴定的材料应当包括下列内容：

① 住院患者的病程记录、死亡病例讨论记录、疑难病例讨论记录、会诊意见、上级医师查房记录等病历资料原件。

② 住院患者的住院志、体温单、医嘱单、化验单（检验报告）、医学影像检查资料、特殊检查同意书、手术同意书、手术及麻醉记录单、病理资料、护理记录等病历资料原件。

③ 抢救急、危、重症患者，在规定时间内补记的病历资料原件。

④ 封存保留的输液、注射用物品和血液、药物等实物，或者依法具有检验资格的检验机构对这些物品、实物作出的检验报告。

⑤ 与医疗事故技术鉴定有关的其他材料。

在医疗机构建有病历档案的门诊、急诊患者，其病历资料由医疗机构提供；没有在医疗机构建立病历档案的，由患者提供。

医患双方应当依照《处理条例》的规定提交相关材料。医疗机构无正当理由未依照《处理条例》的规定如实提供相关材料，导致医疗事故技术鉴定不能进行的，应当承担责任。

（2）不予受理鉴定申请的情形

下列情形下医学会不予受理鉴定申请：

① 当事人一方直接向医学会提出鉴定申请的。

② 医疗事故争议涉及多个医疗机构，其中一所医疗机构所在地的医学会已经受理的。

③ 医疗事故争议已经由人民法院调解达成协议或判决的。

④ 当事人已经向人民法院提出民事诉讼的。

⑤ 非法行医造成患者身体健康损害的。

⑥ 国务院卫生行政部门规定的其他情形。

3. 成立专家鉴定组

具体的医疗事故鉴定工作，由负责医疗事故技术鉴定工作的医学会组织专家鉴定组进行，从专家库随机抽取的专家鉴定组人数为 3 人以上单数，涉及的主要学科的专家一般不得少于鉴定组成员的二分之一。如果涉及死因、伤残等级鉴定的，应当抽取法医参加。

4. 听取陈述答辩、作出鉴定结论

医学会必须在当事人提交有关医疗事故技术鉴定材料、书面陈述及答辩之日起 45 天内作出医疗事故技术鉴定书，要求专家鉴定组成员过半数通过。

5. 再次鉴定与重新鉴定

任何一方当事人对首次医疗事故技术鉴定结论不服的，可以自收到首次医疗事故技术鉴定

书之日起 15 日内，向原受理医疗事故争议处理申请的卫生行政部门提出再次鉴定的申请，或由双方当事人共同委托省、自治区、直辖市地方医学会组织再次鉴定。

四、鉴定的费用

医疗事故技术鉴定，可以收取鉴定费用。经鉴定，属于医疗事故的，鉴定费用由医疗机构支付；不属于医疗事故的，鉴定费用由提出医疗事故处理申请的一方支付。鉴定费用的标准由省、自治区、直辖市人民政府价格主管部门会同同级财政部门、卫生行政部门规定。重新鉴定时不得收取鉴定费，再次鉴定的费用由申请再次鉴定的一方缴付。

第四节　医疗事故的行政处理与监督

一、医疗事故的行政处理

卫生行政部门接到医疗机构关于重大医疗过失行为的报告后，除责令医疗机构及时采取必要的医疗救治措施，防止损害后果扩大外，还应当组织调查，判定是否属于医疗事故。对于不能判定是否属于医疗事故的，应当依照《医疗事故处理条例》中的有关规定交由负责医疗事故技术鉴定工作的医学会组织鉴定。

发生医疗事故争议，当事人申请卫生行政部门处理的，应当提出书面申请。申请书应当载明申请人的基本情况、有关事实、具体请求及理由等。

当事人自知道或者应当知道其身体健康受到损害之日起 1 年内，可以向卫生行政部门提出医疗事故争议处理申请。当事人申请卫生行政部门处理的，由医疗机构所在地的县级人民政府卫生行政部门受理。医疗机构所在地是直辖市的，由医疗机构所在地的区、县人民政府卫生行政部门受理。有下列情形之一的，县级人民政府卫生行政部门应当自接到医疗机构的报告或者当事人提出医疗事故争议处理申请之日起 7 日内移送上一级人民政府卫生行政部门处理：① 患者死亡；② 可能为二级以上的医疗事故；③ 国务院卫生行政部门和省、自治区、直辖市人民政府卫生行政部门规定的其他情形。

卫生行政部门应当自收到医疗事故争议处理申请之日起 10 日内进行审查，作出是否受理的决定。对符合《医疗事故处理条例》规定的，予以受理，需要进行医疗事故技术鉴定的，应当自作出受理决定之日起 5 日内将有关材料交由负责医疗事故技术鉴定工作的医学会组织鉴定并书面通知申请人；对不符合《医疗事故处理条例》规定，不予受理的，应当书面通知申请人并说明理由。

当事人对首次医疗事故技术鉴定结论有异议，申请再次鉴定的，卫生行政部门应当自收到申请之日起 7 日内交由省、自治区、直辖市地方医学会组织再次鉴定。

当事人既向卫生行政部门提出医疗事故争议处理申请，又向人民法院提起诉讼的，卫生行政部门不予受理；卫生行政部门已经受理的，应当终止处理。

二、医疗事故的监督

卫生行政部门收到负责组织医疗事故技术鉴定工作的医学会出具的医疗事故技术鉴定书后，应当对参加鉴定的人员资格和专业类别、鉴定程序进行审核；必要时，可以组织调查，听取医疗事故争议双方当事人的意见。卫生行政部门经审核，对符合《医疗事故处理条例》规定作出的医疗事故技术鉴定结论，应当作为对发生医疗事故的医疗机构和医务人员作出行政处理以及进行医疗事故赔偿调解的依据；经审核，发现医疗事故技术鉴定不符合《医疗事故处理条例》规定的，应当要求重新鉴定。

医疗事故争议由双方当事人自行协商解决的，医疗机构应当自协商解决之日起7日内向所在地卫生行政部门作出书面报告，并附具协议书。医疗事故争议经人民法院调解或者判决解决的，医疗机构应当自收到生效的调解书或者判决书之日起7日内向所在地卫生行政部门作出书面报告，并附具调解书或者判决书。

卫生行政部门应当依照《医疗事故处理条例》和有关法律、行政法规、部门规章的规定，对发生医疗事故的医疗机构和医务人员作出行政处理。县级以上地方人民政府卫生行政部门应当按照规定逐级将当地发生的医疗事故以及依法对发生医疗事故的医疗机构和医务人员作出行政处理的情况，上报国务院卫生行政部门。

第五节　医疗事故的法律责任

一、卫生行政部门工作人员的违法责任

卫生行政部门的工作人员在处理医疗事故过程中违反《医疗事故处理条例》的规定，利用职务上的便利收受他人财物或者其他利益，滥用职权，玩忽职守，或者发现违法行为不予查处，造成严重后果的，依照刑法关于受贿罪、滥用职权罪、玩忽职守罪或者其他有关罪的规定，依法追究刑事责任；尚不够刑事处罚的，依法给予降级或者撤职的行政处分。

二、卫生行政部门的违法责任

卫生行政部门违反《医疗事故处理条例》的规定，有下列情形之一的，由上级卫生行政部门给予警告并责令限期改正;情节严重的,对负有责任的主管人员和其他直接责任人员依法给予行政处分：

① 接到医疗机构关于重大医疗过失行为的报告后，未及时组织调查的。

② 接到医疗事故争议处理申请后，未在规定时间内审查或者移送上一级人民政府卫生行政部门处理的。

③ 未将应当进行医疗事故技术鉴定的重大医疗过失行为或者医疗事故争议移交医学会组织鉴定的。

④ 未按照规定逐级将当地发生的医疗事故以及依法对发生医疗事故的医疗机构和医务人员的行政处理情况上报的。

⑤ 未依照《医疗事故处理条例》规定审核医疗事故技术鉴定书的。

三、医疗机构的违法责任

医疗机构发生医疗事故的，由卫生行政部门根据医疗事故的等级和情节，给予警告；情节严重的，责令限期停业整顿直至由原发证部门吊销执业许可证，对负有责任的医务人员依照刑法关于医疗事故罪的规定，依法追究刑事责任；尚不够刑事处罚的，依法给予行政处分或者纪律处分。对发生医疗事故的有关医务人员，除依照前款处罚外，卫生行政部门可以责令其暂停6个月以上1年以下执业活动；情节严重的，吊销其执业证书。

医疗机构违反《医疗事故处理条例》的规定，有下列情形之一的，由卫生行政部门责令其改正；情节严重的，对负有责任的主管人员和其他直接责任人员依法给予行政处分或者纪律处分：

① 未如实告知患者病情、医疗措施和医疗风险的。
② 没有正当理由，拒绝为患者提供复印或者复制病历资料服务的。
③ 未按照国务院卫生行政部门规定的要求书写和妥善保管病历资料的。
④ 未在规定时间内补记抢救工作病历内容的。
⑤ 未按照《医疗事故处理条例》的规定封存、保管和启封病历资料和实物的。
⑥ 未设置医疗服务质量监控部门或者配备专（兼）职人员的。
⑦ 未制定有关医疗事故防范和处理预案的。
⑧ 未在规定时间内向卫生行政部门报告重大医疗过失行为的。
⑨ 未按照《医疗事故处理条例》的规定向卫生行政部门报告医疗事故的。
⑩ 未按照规定进行尸检和保存、处理尸体的。

四、其他的法律责任

以医疗事故为由，寻衅滋事、抢夺病历资料，扰乱医疗机构正常医疗秩序和医疗事故技术鉴定工作的，依照刑法关于扰乱社会秩序罪的规定，依法追究刑事责任；尚不够刑事处罚的，依法给予治安管理处罚。

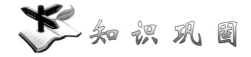

单项选择题

1. 某医院护士在执行氯化钾给药医嘱时，将静脉滴注看错为静脉推注，结果为患者静脉推注氯化钾10 ml后，患者死亡。该医疗事故等级为（　　）。
   A. 一级医疗事故　　　　B. 二级医疗事故　　　　C. 三级医疗事故
   D. 四级医疗事故　　　　E. 严重护理差错

2. 下列内容患者有权复印或者复制，但不包括（　　）。
   A. 医嘱单　　　　　　　B. 化验单　　　　　　　C. 上级医师查房记录
   D. 住院志　　　　　　　E. 门诊病历

3. 某值班护士在 23:00 行药物治疗时，由于患者已入睡，护士未叫醒患者，错将患者甲的药物输注给患者乙，导致患者乙出现皮肤过敏反应。此事件中，该护士应承担（　　）。

    A. 轻微责任　　　　　B. 无责任　　　　　C. 一半责任

    D. 次要责任　　　　　E. 主要责任

4. 因抢救急、危、重症患者，未能及时书写病历的，有关医务人员应当在抢救结束后（　　）小时内据实补记，并加以注明。

    A. 3 小时　　　　　B. 6 小时　　　　　C. 9 小时

    D. 12 小时　　　　　E. 24 小时

5. 当事人自知道或者应当知道其身体健康受到损害之日起（　　）内，可以向卫生行政部门提出医疗事故争议处理申请。

    A. 半年　　　　　B. 一年　　　　　C. 一年半

    D. 二年　　　　　E. 三年

6. 某外科近段时间患者非常多，护士人手不够。值班护士张某因工作忙未认真进行查对而错把 2 床患者的药物发给了 3 床患者，3 床患者服用后出现心跳、呼吸骤停，后因抢救无效死亡，护士张某应首先向（　　）报告。

    A. 病房护士长　　　　　B. 科护士长　　　　　C. 科主任

    D. 护理部主任　　　　　E. 院长

7. 下列医疗事故分级正确的是（　　）。

    A. 造成患者器官功能障碍属于一级医疗事故

    B. 造成患者重度残疾属于二级医疗事故

    C. 造成患者死亡属于一级医疗事故

    D. 造成患者中度残疾属于三级医疗事故

    E. 以上均不对

8. 患者，男，72 岁，因"急性左心衰、心房颤动"急诊收入院，输液过程中突然出现肺栓塞经抢救无效死亡，患者家属提出医疗事故鉴定申请。当地卫生行政部门应在当事人提出申请（　　）内移送上一级主管部门。

    A. 21 日　　　　　B. 14 日　　　　　C. 3 日

    D. 7 日　　　　　E. 10 日

第三章　传染病防治法

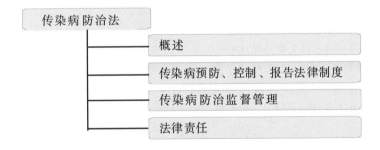【教学目标】

知识目标：

1. 掌握法定传染病的分类；

2. 掌握传染病预防、控制、传染病报告的法律规定；

3. 了解传染病公布的法律规定和违反传染病防治法的法律责任。

能力目标：

通过学习传染病防治法，使学生在未来工作实践中，认真遵守传染病防治法的有关规定，从而增强学生的社会责任心，成为一个知法、懂法、守法的白衣天使。

情感目标：

引导学生关注传染患者这一特殊群体，通过在工作中同情、理解他人来提高自己的品德修养。

【本章结构】

```
传染病防治法 ┬─ 概述
             ├─ 传染病预防、控制、报告法律制度
             ├─ 传染病防治监督管理
             └─ 法律责任
```

> **案例与思考 3-1**
>
> ### 2002 年广东省出现传染性非典型肺炎死亡案例
>
> 患者黄大爷，62 岁，住广东省河源市，有呼吸系统疾病病史，2002 年 12 月 16 日死亡。河源市市疾控中心和省疾控中心于 12 月 19 日在常规监测样本中检出 SARS 病毒阳性。按有关诊断标准，对该患者增加补充诊断为传染性非典型肺炎病例。12 月 20 日，河源市卫生与计划生育委员会通报，这是河源市首例 SARS 死亡病例。

传染病具有传染性、流行性和反复性等特点，因而发病率高，扩散速度很快。近年来，虽然通过疫苗接种和其他有效控制手段，使一些旧的传染病被消灭、基本消灭或控制，但同时出现了一些新传染病的传入、旧传染病的死灰复燃或数量回升，例如，艾滋病的传入，各种性病的死灰复燃，结核病患者数量的回升，流行性出血热的蔓延，霍乱的持续流行（新菌型 0139型的出现）等，还有军团病、莱姆病、疯牛病、拉沙热及埃博拉出血热的发现，都说明了传染病控制工作的长期性和艰巨性，也说明了传染病立法的必要性。

第一节　概　述

案例与思考 3-1-1

请结合本节的学习内容，思考回答：

在"案例与思考 3-1"中，SARS 是哪一类传染病？

一、传染病防治的概念

传染病是由病原性细菌、病毒、立克次体和原虫等引起的一类疾病，它可以在人与人之间、动物与动物之间或人与动物之间传播。这类疾病具有传染性、流行性和反复性的特点。

知识链接

鼠　疫

在公元 6 世纪、14 世纪和 19 世纪末，全球曾暴发过三次大规模的鼠疫疫情，死亡 1 亿 4 000 万人，大大超过了第一、二次世界大战的总死亡人数。目前这一疫病仍在继续威胁人类，1994 年印度苏拉特市暴发鼠疫，800 多人染病，死亡 50多人，引起巨大的社会动荡，造成经济损失 200 多亿美元。

艾滋病

自从 1981 年在美国被发现后迅速蔓延到 138 个国家，我国最早是在 1985 年报道发现此病例。至 2002 年年底，全球共有 4 200 万艾滋病患者，其中 320 万是15 岁以下儿童，共有 310 万人死于艾滋病。

传染病防治是公共卫生事业的重要组成部分，它是以保障公民的生命健康为根本目标，直接涉及每一个人的切身利益，关系到每一个人的安全。在中华人民共和国领域内的一切单位和个人，必须接受疾病预防控制机构、医疗机构有关传染病的调查、检验、采集样本、隔离治疗等预防、控制措施，如实提供有关情况。

二、传染病防治立法

传染病防治法是国家制定的调整预防、控制和消除传染病的发生与流行，保障人体健康活动中产生的各种社会关系的法律规范的总和。传染病防治法是公共卫生法的主要组成部分。

1989年2月21日，第七届全国人民代表大会常务委员会第六次会议审议通过了我国第一部《中华人民共和国传染病防治法》，并于当年9月1日正式施行。

2004年8月28日，第十届全国人民代表大会常务委员会第十一次会议修订通过新的《中华人民共和国传染病防治法》，于2004年12月1日起施行。

2013年6月29日，第十二届全国人民代表大会常务委员会再次对《中华人民共和国传染病防治法》作出修订。

制定《中华人民共和国传染病防治法》（以下简称《传染病防治法》）的目的是为了预防、控制和消除传染病的发生与流行，保障人体健康和公共卫生。《传染病防治法》共九章八十条，包括：总则，传染病预防，疫情报告、通报和公布，疫情控制，医疗救治，监督管理，保障措施，法律责任，附则。

三、《传染病防治法》的立法宗旨和基本原则

（一）立法宗旨

《传染病防治法》的立法宗旨是：预防、控制和消除传染病的发生与流行，保障人体健康和公共卫生。预防是指在传染病发生前采取有效的措施防止和减少传染病的发生与流行。控制是指在传染病发生后及时采取综合性防疫措施，消除各种传播因素，对患者进行隔离、治疗，保护好易感人群，使疫情不再继续蔓延。消除是指在传染病发生后采取有效的措施扑灭传染病的传播与流行。预防、控制和消除传染病的发生与流行的根本目的是保障人体健康，为广大人民群众的生活、生产、学习提供一个良好的公共卫生环境。

保护人体健康和公共卫生，是《传染病防治法》的核心宗旨。

（二）基本原则

《传染病防治法》明确规定，国家对传染病防治实行"预防为主"的方针，"防""治"结合、分类管理、依靠科学、依靠群众。

1. 预防为主

预防为主是我国卫生工作的基本方针，是人类在与传染病长期斗争中总结出来的经验。预防为主是指传染病防治要把预防工作放在首位，从预防传染病发生入手，通过采取各种防治措施，使传染病不发生、不流行。需要指出的是，预防为主并不是不重视医疗，而是要求无病防病，有病治病，立足于防。

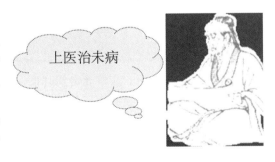

上医治未病

2. "防""治"结合

"防""治"结合要求在贯彻预防为主方针的前提下，实行预防措施和治疗措施相结合。"防"

与"治"本身是相辅相成的，它既符合阻断传染病流行的三个环节，即管理传染源、切断传播途径、保护易感人群，又适应由过去单纯的生物医学模式向生物、心理、社会医学模式的转变。

3. 分类管理

分类管理是根据传染病不同病种的传播方式、传播速度、流行强度以及对人类健康危害程度的不同，参照国际统一分类标准所确定的一种科学管理原则。传染病实行分类管理既是法律的原则性与灵活性相结合的体现，也是突出重点兼顾一般的经济的有效的管理原则的体现，是符合我国国情，特别是符合广大农村客观情况的。

4. 依靠科学

依靠科学就是在传染病防治工作中，要发扬科学精神、坚持科学决策、普及科学知识、加强科学引导、做好科学预防、实行科学治疗、依靠科学技术、组织科学攻关。

5. 依靠群众

依靠群众是因为传染病防治工作的依靠力量是群众，工作对象也是群众，所以传染病防治工作必须以群众自觉参与和积极配合为条件。

四、法定传染病的种类

《传染病防治法》将传染病按其传染性的强弱、危害程度、传播途径的难易、传播速度的快慢划分，参照国际分类标准，将法定管理的 39 种传染病分为甲类、乙类、丙类进行分类管理。

（一）甲类传染病

甲类传染病是指：鼠疫、霍乱，共 2 种传染病。

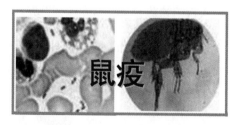
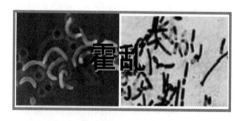

甲类传染病发生后，应按规定及时报告疫情，对患者、病原携带者的隔离、防治方式以及疫情、疫区的处理，均强制执行。所以，甲类传染病也称强制管理类传染病。

> **知识链接**
>
> 　　1979 年 10 月 26 日，世界卫生组织（WHO）在肯尼亚首都内罗毕宣布：消灭天花。

（二）乙类传染病

乙类传染病是指：传染性非典型肺炎、艾滋病、病毒性肝炎、脊髓灰质炎、人感染高致病性禽流感、麻疹、流行性出血热、狂犬病、流行性乙型脑炎、登革热、炭疽、细菌性和阿米巴性痢疾、肺结核、伤寒和副伤寒、流行性脑脊髓膜炎、百日咳、白喉、新生儿破伤风、猩红热、布鲁氏菌病、淋病、梅毒、钩端螺旋体病、血吸虫病、疟疾，共25种传染病。

对乙类传染病，要严格按照有关规定和防治方案进行预防和控制。对其中的艾滋病、淋病、梅毒、狂犬病和炭疽病，必要时可采取某些强制措施以控制其传播；对于传染性非典型肺炎、炭疽中的肺炭疽和人感染高致病性禽流感，按甲类传染病管理。

乙类传染病也称严格管理类传染病。

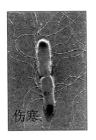
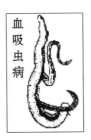
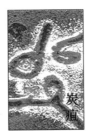
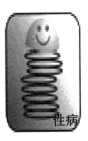

（三）丙类传染病

丙类传染病是指：流行性感冒、流行性腮腺炎、风疹、急性出血性结膜炎、麻风病、流行性和地方性斑疹伤寒、黑热病、包虫病、丝虫病，除霍乱、细菌性和阿米巴性痢疾、伤寒和副伤寒以外的感染性腹泻病、手足口病，共11种传染病。

对丙类传染病应按照国务院卫生行政部门规定的监测管理方法进行管理。

丙类传染病也称监测管理类传染病。

知识链接

国务院卫生行政部门对法定管理传染病作出调整

2008年5月2日，中华人民共和国卫生部根据《中华人民共和国传染病防治法》的有关规定，将手足口病列入《中华人民共和国传染病防治法》规定的丙类传染病进行管理。

传染病种类繁多，列入法定管理的仅是其中的一部分，考虑到今后可能出现突发的原因不明的传染病，或经过人工干预、控制消灭了的某些传染病再次出现暴发的情况，《传染病防治法》规定了国务院卫生行政部门可以根据传染病暴发、流行的情况和危害程度，增加、减少或调整乙类、丙类传染病病种，并予以公布。

第二节   传染病预防、控制、报告法律制度

案例与思考 3-1-2

请结合本节的学习内容，思考回答：

1. 在"案例与思考 3-1"中，如果医疗机构接诊了此类患者，应怎样进行疫情报告？

2. 在该案例中，如果医疗机构接诊此类患者后，应怎样进行救治和控制传染病扩散？

一、传染病的预防

传染病预防是传染病管理工作中的一项极其重要的措施。做好传染病的预防工作，防患于未然，就能减少、控制和消除传染病的发生和流行。对此，《传染病防治法》规定必须做好下列各项工作。

（一）开展健康教育、倡导文明健康的生活方式

各级人民政府组织开展群众性卫生活动，进行预防传染病的健康教育，倡导文明健康的生活方式，提高公众对传染病的防治意识和应对能力，加强环境卫生建设，消除鼠害和蚊、蝇等病媒生物的危害。

（二）创造良好的公共卫生环境

政府建设和改造公共卫生设施，实行无害化处理制度，改善饮用水卫生条件。

（三）实行预防接种制度

国务院卫生行政部门和省、自治区、直辖市人民政府卫生行政部门，根据传染病预防、控制的需要，制定传染病预防接种规划并组织实施。用于预防接种的疫苗必须符合国家质量标准。

（四）国家建立传染病监测制度

国务院卫生行政部门制定国家传染病监测规划和方案。省、自治区、直辖市人民政府卫生行政部门根据国家传染病监测规划和方案，制定本行政区域的传染病监测计划和工作方案。各级疾病预防控制机构对传染病的发生、流行以及影响其发生、流行的因素，进行监测；对国外发生、国内尚未发生的传染病或者国内新发生的传染病，进行监测。

（五）国家建立传染病预警制度

国务院卫生行政部门和省、自治区、直辖市人民政府卫生行政部门根据对传染病发生、流行趋势的预测，及时发出传染病预警，根据情况予以公布。

二、传染病的控制

（一）控制主体

疾病预防控制机构和医疗机构是采取控制措施的主体。

（二）控制的方法和措施

1. 一般控制措施

（1）控制传染源，切断传播途径

医疗机构发现甲类传染病时，应当及时采取下列措施：对患者、病原携带者，予以隔离治疗，隔离期限根据医学检查结果确定；对疑似患者，确诊前在指定场所单独隔离治疗；对医疗机构内的患者、病原携带者、疑似患者的密切接触者，在指定场所进行医学观察和采取其他必要的预防措施。拒绝隔离治疗或者隔离期未满擅自脱离隔离治疗的，可以由公安机关协助医疗机构采取强制隔离治疗措施。

医疗机构发现乙类或者丙类传染病患者，应当根据病情采取必要的治疗和控制传播措施。

医疗机构对本单位内被传染病病原体污染的场所、物品以及医疗废物，必须依照法律、法规的规定实施消毒和无害化处置。

（2）宣布疫区

甲类、乙类传染病暴发、流行时，县级以上地方人民政府报经上一级人民政府决定，可以宣布本行政区域部分或者全部为疫区；国务院可以决定并宣布跨省、自治区、直辖市的疫区。县级以上地方人民政府可以在疫区内采取《传染病防治法》第42条规定的紧急措施，并可以对出入疫区的人员、物资和交通工具实施卫生检疫。

（3）及时供应相应药品、生物制品等

传染病暴发、流行时，药品和医疗器械生产、供应单位应当及时生产、供应防治传染病的药品和医疗器械。铁路、交通、民用航空经营单位必须优先运送处理传染病疫情的人员以及防治传染病的药品和医疗器械。县级以上人民政府有关部门应当做好组织协调工作。

（4）人员和物资调集

传染病暴发、流行时，根据传染病疫情控制的需要，国务院有权在全国范围内或者跨省、自治区、直辖市范围内，县级以上地方人民政府有权在本行政区域内紧急调集人员或者调用储备物资，临时征用房屋、交通工具以及相关设施、设备。

（5）尸体的处理

患甲类传染病、炭疽死亡的，应当将尸体立即进行卫生处理，就近火化。患其他传染病死

亡的，必要时，应当将尸体进行卫生处理后火化或者按照规定深埋。为了查找传染病病因，医疗机构在必要时可以按照国务院卫生行政部门的规定，对传染病患者尸体或者疑似传染病患者尸体进行解剖查验，并告知死者家属。

2. 紧急措施

传染病暴发、流行时，县级以上地方人民政府应当立即组织力量，按照预防、控制预案进行防治，切断传染病的传播途径，必要时，报经上一级人民政府决定，可以采取下列紧急措施并予以公告：

① 限制或者停止集市、影剧院演出或者其他人群聚集的活动。

② 停工、停业、停课。

③ 封闭或者封存被传染病病原体污染的公共饮用水源、食品以及相关物品。

④ 控制或者扑杀染疫野生动物、家畜家禽；封闭可能造成传染病扩散的场所。上级人民政府接到下级人民政府关于采取上述所列紧急措施的报告时，应当即时作出决定。

三、疫情的报告、通报、公布和监督制度

（一）疫情报告的规定

1. 责任报告单位及报告人

一般报告人：任何单位和个人发现传染病患者或者疑似传染病患者时，应当及时向附近的疾病预防控制机构或者医疗机构报告。

责任报告单位：各级各类医疗机构、疾病预防控制机构、采供血机构。

责任疫情报告人：执行职务的医疗保健人员、卫生防疫人员和乡村医生、个体开业医生。

2. 疫情报告的时限和程序

（1）日常疫情报告

责任报告单位和责任疫情报告人发现甲类传染病和按照甲类管理的乙类传染病患者、病原携带者或疑似传染病患者时，或发现其他传染病和不明原因疾病暴发时，应于2小时内将传染病报告卡通过网络报告；未实行网络直报的责任报告单位应于2小时内以最快的通讯方式（电话、传真）向当地县级疾病预防控制机构报告，并于2小时内寄送出传染病报告卡。

对其他乙、丙类传染病患者、疑似患者和规定报告的传染病病原携带者，在诊断后，实行网络直报的责任报告单位应于24小时内进行网络报告；未实行网络直报的责任报告单位应于24小时内寄送出传染病报告卡。

县级疾病预防控制机构收到无网络直报条件责任报告单位报送的传染病报告卡后，应于2小时内通过网络直报。

（2）传染病暴发、流行时的疫情报告

依据《突发公共卫生事件应急条例》之规定，发生或者可能发生传染病暴发、流行的省、

自治区、直辖市人民政府应当在接到报告 1 小时内，向国务院卫生行政部门报告。

突发事件监测机构、医疗卫生机构和有关单位发现有发生或者可能发生传染病暴发、流行的，应当在 2 小时内向所在县级人民政府卫生行政部门报告；接到报告的卫生行政部门应当在 2 小时内向本级人民政府报告，并同时向上一级人民政府卫生行政部门和国务院卫生行政部门报告。

县级人民政府应在接到报告 2 小时内向设区的市级人民政府或者上一级人民政府报告；设区的市级人民政府应当在接到报告后 2 小时内向省、自治区、直辖市人民政府报告。

任何单位和个人对发生或者可能发生传染病暴发、流行的信息，不得隐瞒、缓报、谎报或者授意他人隐瞒、缓报、谎报。

（二）疫情通报与公布的规定

《中华人民共和国传染病防治法》规定，国务院卫生行政部门应及时地如实通报和公布疫情，并可以授权各省、自治区、直辖市人民政府卫生行政部门及时地如实通报和公布本行政区域的疫情；省、自治区、直辖市人民政府卫生行政部门除定期公布本行政区域的疫情外，还可以授权卫生防疫机构公布疫情。市、地级及市、地级以下人民政府卫生行政部门、卫生防疫机构，在工作需要时，可以介绍当地传染病的发生、流行与防治情况。畜牧兽医部门和卫生防疫机构发现人畜共患传染病时，应当互相通报疫情。其他单位或个人未经许可，不得擅自公布疫情。

第三节　传染病防治监督管理

一、监督主体

县级以上人民政府卫生行政部门对传染病防治工作履行监督检查职责。

二、监督职责

（一）县级以上人民政府卫生行政部门的职责

县级以上人民政府卫生行政部门对传染病防治工作履行下列监督检查职责：

① 对下级人民政府卫生行政部门履行《传染病防治法》规定的传染病防治职责进行监督检查。

② 对疾病预防控制机构、医疗机构的传染病防治工作进行监督检查。

③ 对采供血机构的采供血活动进行监督检查。

④ 对用于传染病防治的消毒产品及其生产单位进行监督检查，并对饮用水供水单位从事生产或者供应活动以及涉及饮用水卫生安全的产品进行监督检查。

⑤ 对传染病菌种、毒种和传染病检测样本的采集、保藏、携带、运输、使用进行监督检查。

⑥ 对公共场所和有关单位的卫生条件和传染病预防、控制措施进行监督检查。

县级以上人民政府卫生行政部门在履行监督检查职责时，有权进入被检查单位和传染病疫情发生现场调查取证，查阅或者复制有关的资料和采集样本。被检查单位应当予以配合，不得拒绝、阻挠。

县级以上地方人民政府卫生行政部门在履行监督检查职责时，发现被传染病病原体污染的公共饮用水源、食品以及相关物品，如不及时采取控制措施可能导致传染病传播、流行的，可以采取封闭公共饮用水源、封存食品以及相关物品或者暂停销售的临时控制措施，并予以检验或者进行消毒。经检验，属于被污染的食品，应当予以销毁；对未被污染的食品或者经消毒后可以使用的物品，应当解除控制措施。

（二）省级以上人民政府卫生行政部门的职责

省级以上人民政府卫生行政部门负责组织对传染病防治重大事项的处理。

三、监督管理程序

卫生行政部门工作人员依法执行职务时，应当不少于两人，并出示执法证件，填写卫生执法文书。卫生执法文书经核对无误后，应当由卫生执法人员和当事人签名。当事人拒绝签名的，卫生执法人员应当注明情况。

卫生行政部门应当依法建立健全内部监督制度，对其工作人员依据法定职权和程序履行职责的情况进行监督。上级卫生行政部门发现下级卫生行政部门不及时处理职责范围内的事项或者不履行职责的，应当责令纠正或者直接予以处理。卫生行政部门及其工作人员履行职责，应当自觉接受社会和公民的监督。

单位和个人有权向上级人民政府及其卫生行政部门举报违反《传染病防治法》的行为。接到举报的有关人民政府或者其卫生行政部门，应当及时调查处理。

第四节　违反《传染病防治法》的法律责任

一、疾病预防控制机构的法律责任

疾病预防控制机构违反《中华人民共和国传染病防治法》的规定，有下列情形之一的，由县级以上人民政府卫生行政部门责令限期改正，通报批评，给予警告；对负有责任的主管人员和其他直接责任人员，依法给予降级、撤职、开除的处分，并可以依法吊销有关责任人员的执业证书；构成犯罪的，依法追究刑事责任：

① 未依法履行传染病监测职责的。

② 未依法履行传染病疫情报告、通报职责，或者隐瞒、谎报、缓报传染病疫情的。

③ 未主动收集传染病疫情信息，或者对传染病疫情信息和疫情报告未及时进行分析、调查、核实的。

④ 发现传染病疫情时，未依据职责及时采取《传染病防治法》规定的措施的。

⑤ 故意泄露传染病患者、病原携带者、疑似传染病患者、密切接触者涉及个人隐私的有关信息、资料的。

二、医疗机构的法律责任

医疗机构违反《中华人民共和国传染病防治法》的规定，有下列情形之一的，由县级以上人民政府卫生行政部门责令改正，通报批评，给予警告；造成传染病传播、流行或者其他严重后果的，对负有责任的主管人员和其他直接责任人员，依法给予降级、撤职、开除的处分，并可以依法吊销有关责任人员的执业证书；构成犯罪的，依法追究刑事责任：

① 未按照规定承担本单位的传染病预防、控制工作、医院感染控制任务和责任区域内的传染病预防工作的。

② 未按照规定报告传染病疫情，或者隐瞒、谎报、缓报传染病疫情的。

③ 发现传染病疫情时，未按照规定对传染病患者、疑似传染病患者提供医疗救护、现场救援、接诊、转诊的，或者拒绝接受转诊的。

④ 未按照规定对本单位内被传染病病原体污染的场所、物品以及医疗废物实施消毒或者无害化处置的。

⑤ 未按照规定对医疗器械进行消毒，或者对按照规定一次性使用的医疗器具未予以销毁，再次使用的。

⑥ 在医疗救治过程中未按照规定保管医学记录资料的。

⑦ 故意泄露传染病患者、病原携带者、疑似传染病患者、密切接触者涉及个人隐私的有关信息、资料的。

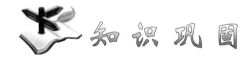

单项选择题

1. 下列属于甲类传染病的疾病是（   ）。

    A. 非典型性肺炎   B. 流行性出血热   C. 人感染高致病性禽流感

    D. 霍乱   E. 肺结核

2. 被列入乙类传染病，但按甲类传染病要求处理的是（   ）。

    A. 肺炭疽   B. 病毒性肝炎   C. 脊髓灰质炎

    D. 流行性出血热   E. 流行性乙型脑炎

3. 医疗机构发现了疑似甲类传染病患者，在明确诊断前，应（   ）。

    A. 转回社区卫生服务中心观察   B. 留急诊室观察   C. 在指定场所单独隔离治疗

    D. 收住院进行医学观察   E. 转入其他医院

4. 传染病流行必须具备的三个环节是（   ）。

    A. 传染源、传播途径和易感人群   B. 病原体携带者、传播途径和易感人群

C. 传染源、传播途径和健康人　　　　D. 患者、传播途径和人群

E. 受感染的人和动物、易感人群

5. 医疗机构对发现的甲类传染病应采取防控措施，下列各项中错误的说法是（　　　）。

A. 对患者、病原携带者，予以隔离治疗，隔离期限根据医学检验结果确定

B. 对疑似患者，确诊前在指定场所单独隔离治疗

C. 对医疗机构的患者、病原携带者、疑似患者的密切接触者，在指定场所进行医学观察

D. 隔离期未满、不想继续隔离治疗的，应尊重个人意见，写保证书后可出院

E. 对本医疗机构内被传染病病原体污染的物品，必须实施消毒和无公害处理

6. 《传染病防治法》规定，对某些传染病可以由公安部门协助采取强制隔离治疗。下列传染病中属于此类的为（　　　）。

A. 流行性出血热　　　　　　B. 梅毒　　　　　　　　　　C. 艾滋病

D. 肺炭疽　　　　　　　　　E. 麻风病

7. 医疗机构对传染病患者或者疑似传染病患者，应当引导其至相对隔离的分诊点进行初诊，实行（　　　）。

A. 传染病隔离、消毒制度　　　　B. 传染病预检、分诊制度

C. 传染病分类、隔离制度　　　　D. 传染病定点、隔离制度

E. 传染病分类、报告制度

8. 患者，女，48岁，因腹泻急诊入院，确诊为霍乱，后因病情严重而死亡。对此患者的尸体处理，以下正确的是（　　　）。

A. 上报卫生防疫部门批准后火化　　　　B. 立即火化

C. 停尸屉内冷藏保存待检　　　　　　　D. 立即送往偏远地方掩埋

E. 立即进行卫生处理，就近火化

第四章 血液管理法律制度

 【教学目标】

知识目标：
1. 掌握无偿献血制度的法律规定；
2. 掌握临床用血的法律规定；
3. 熟悉血站及血液的概念；
4. 了解违反献血法律制度所应当承担的法律责任。

能力目标：
通过学习血液管理法律制度，让学生认识到无偿献血的重要意义，从而自愿投身到无偿献血队伍中去，增强学生的法制观念，培养学生的社会责任感。

情感目标：
树立人性关爱以及求真务实的管理理念，提高思想境界。

 【本章结构】

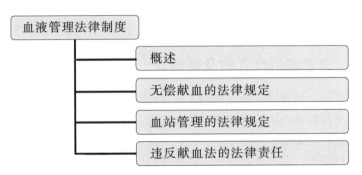

血液是生命之源，输血已成为现代医疗的重要手段。由于现阶段人造血液不能广泛应用，且价格昂贵。因此，医疗临床用血只能靠公民献血来解决。血液在采集、储存、使用过程中，如果放松管理、放松检测、放任自流，不仅输血安全难以保障，甚至会给人类带来灾难。所以，贯彻实施献血法律制度，依法管好血、用好血，促进我国血液事业的健康有序发展就显得十分必要。

第一节 概 述

一、献血法的概念

献血法是指调整保证临床用血需要和安全、保证献血者和用血者身体健康活动中产生的各种社会关系的法律规范的总和。

二、我国的献血立法

为了保证临床用血的需要和安全，保障献血者和用血者的身体健康，发扬人道主义精神，促进现代化建设事业，1997 年 12 月，中华人民共和国第八届全国人民代表大会第二十九次会议通过了《中华人民共和国献血法》（以下简称《献血法》），并于 1998 年 10 月 1 日起施行。这是规范我国医疗献血和用血、保证临床用血安全、保障献血者和用血者身体健康、实行无偿献血的一部重要法律，它标志着我国的血液管理已经进入了法治轨道。

三、我国《献血法》的立法目的

根据《献血法》第 1 条规定，我国《献血法》立法的目的主要有以下三个方面：

（一）保证医疗临床用血需要和安全

医疗临床用血范围广、用量大，而现阶段人造血液价格昂贵，不能广泛应用，因此，医疗临床用血只能靠公民献血来解决。过去由于受传统观念的影响，而且缺乏法律的推动，我国开展无偿献血虽经努力，但远远不能满足实际需要，医疗临床用血大部分来自有偿的供血或卖血，不仅血源不足，且血液质量难以保证，影响医疗临床用血的安全。所以，通过立法确立无偿献血制度，促进无偿献血事业的发展，保证医疗临床用血的需要和安全，是我国血液事业的当务之急。

（二）保障献血者和用血者的身体健康

为了保障输血安全，虽然我国对血液的采集、检验、监控、储存和运输都有严格的规定，但是，有的不法分子组织卖血队伍甚至强迫他人卖血，从中牟取暴利的情况依然存在。有的医疗机构擅自自采自供，甚至允许供血者违章重复登记，频繁抽血，严重破坏了血液工作的管理，影响了供血者的身体健康，也为血源性疾病的传播提供了温床，对用血者的身体健康构成严重威胁。因此，只有依法实行公民无偿献血制度，禁止血液买卖，才是杜绝经血液途径传播疾病的隐患，保证医疗临床用血安全的根本途径。为了确保血液质量，保证献血者和用血者的身体健康，《献血法》对输血的各个环节规定了严格的管理措施。

（三）促进社会主义物质文明和精神文明建设

实行无偿献血，不仅能保障医疗临床用血的需要，保证输血安全，达到治病救人的目的，它还是一种"我为人人，人人为我"的社会共济行为，是一种无私的奉献，是人道主义精神的重要体现。献血事业的发展程度，是社会文明程度的标志之一。实行无偿献血，有助于弘扬中华民族团结、友爱、互助的传统美德，是建设社会主义精神文明的具体表现。因此，献血法规定实行无偿献血制度，也是促进精神文明建设的一项具体措施，每个公民都应当积极参与。

第二节　无偿献血的法律规定

案例与思考 4- 1

16 岁棒小伙献血遭拒

看到同学们前往血站献血，为了表达爱心，小刘也一起跑到血站，积极要求献血。经查，小刘是某中专学校一年级学生，现年 16 岁，身高 178 cm，体重 75 公斤，血型为 O 型。

血站拒绝了小刘的献血请求。

请结合本节的学习内容，思考回答：

血站为什么拒绝小刘的献血要求？

一、我国的无偿献血制度

（一）无偿献血的概念与制度

无偿献血是指公民向血站自愿、无报酬地提供自身血液的行为。

我国《献血法》第 2 条明确规定："国家实行无偿献血制度"。

（二）无偿献血的主体

关于无偿献血的主体，世界各国的规定不一致。我国《献血法》第 2 条规定："国家提倡 18 周岁至 55 周岁的健康公民自愿献血。"这是根据我国公民的身体素质和满足用血需要等因素来确立的。国家机关、军队、各社会团体、单位要动员和组织适龄公民参加献血，对无偿献血者由血站发给国务院卫生行政部门制作的"无偿献血证书"。无偿献血证书既是无偿献血者的荣誉证书，又是其享受法定优惠的主要凭证。国家鼓励国家工作人员、现役军人和高等学校学生率先献血，为树立社会新风尚做表率。

对于无偿献血者，有以下权利：

① 凡是无偿献血者，有受表彰奖励的权利，献血者无偿献血后，本单位或血站可以给予献血者适当补贴。各级人民政府和红十字会对积极参加献血和在献血中作出显著成绩的单位和个人给予奖励。

② 无偿献血者本人及其直系亲属医疗用血时，可免费使用其无偿献血等量或几倍的血液。

③ 献血者参加献血时，可享受免费体检、化验的待遇。

④ 献血者人格应受到尊重，保护献血者的个人隐私。

（三）无偿献血工作的组织与管理

我国献血工作的组织与管理按照《献血法》第 3、4 条规定："地方各级人民政府领导本行政区域内的献血工作，统一规划并负责组织、协调有关部门共同做好献血工作""县级以上各级人民政府卫生行政部门监督管理献血工作""各级红十字会依法参与、推动献血工作"。要加强政府的领导作用；各部门要积极参与，通力协作，各尽其责，密切配合，共同做好无偿献血工作。

（四）无偿献血的使用

《献血法》第 11 条规定："无偿献血者的血液必须用于临床，不得买卖。血站、医疗机构不得将无偿献血的血液出售给采血浆站或者血液制品生产单位。"医疗临床用血是献血者无偿提供的，这种行为是发扬人道主义精神、救死扶伤的高尚行为，而不是具有买卖关系的经济关系，在无偿献血的整个过程中，不允许任何单位和个人利用公民无偿捐献的血液牟取私利。

根据目前我国血液管理工作的法律法规规定，将血液分为医疗临床用血和血液制品生产用血两部分分别进行管理。医疗临床用血根据《献血法》的规定，实行无偿献血制度。血液制品生产用原料血浆根据国务院 1996 年 12 月 30 日发布的《血液制品管理条例》进行管理，供血浆者提供的原料血浆是有偿的。为保证应急用血，医疗机构可以临时采集血液，但应依照《献血法》规定，确保采血、用血安全。临床用血的包装、储存、运输，必须符合国家规定的卫生标准和要求。医疗机构对临床用血必须进行核查，不得将不符合国家规定的血液用于临床。

二、临床用血的法律规定

（一）临床用血的概念及立法

临床用血是指用于临床的全血、成分血。医疗机构不得使用原料血浆，除批准的科研项目外，不得直接使用脐带血。

临床用血是医疗工作中的一个极为重要的部分，为了加强临床用血的管理，在《献血法》制定实施后，国务院卫生行政部门根据《献血法》的有关规定，先后制定发布了《医疗机构临床用血管理办法》（以下简称《管理办法》）（2012 年 6 月 7 日发布，2012 年 8 月 1 日起施行。1999年 1 月 5 日发布的《医疗机构临床用血管理办法》予以废止）和《临床输血技术规范》（2000年 6 月 1 日发布，2000 年 10 月 1 日起实施），使临床用血管理规范化、法制化。

（二）临床用血的原则

为了最大限度地发挥血液的功效，根据国际上惯用的做法，《献血法》对医疗机构合理、科学用血提出了具体指导原则，即采用成分输血，也就是首先将采集的血液进行分离，分别储存，然后针对不同患者的不同需要输入血液的不同成分，这样就可以使血液得以充分利用，同时还可以减少浪费。成分血的广泛使用，将会剩余大量的血浆，剩余的血浆也不得浪费，要充分利用。为了能够更加合理、科学地利用血液，国家鼓励临床用血新技术的研究和推广。

（三）临床用血管理的法律规定

1. 临床用血的组织管理

《管理办法》规定：

① 县级以上人民政府卫生行政部门负责对所辖医疗机构临床用血的监督管理。

② 医疗机构应当设立由医院领导、业务主管部门及相关科室负责人组成的临床输血管理委员会，负责临床用血的规范管理和技术指导。开展临床合理用血、科学用血的教育和培训。二级以上医疗机构设立输血科（血库），在本院临床输血委员会的领导下，负责本单位临床用血的计划申报、储存血液，对临床用血制度执行情况进行检查等工作。医疗机构要指定医务人员负责血液的收领、发放工作。

③ 医疗机构临床用血应当遵照合理、科学的原则，制定用血计划，不得浪费和滥用血液。

2. 临床用血来源（供给）的规定

① 《管理办法》第 13 条规定，医疗机构临床用血，由县级以上人民政府卫生行政部门指定的血站供给。医疗机构开展的患者自身储血、自体输血除外。

② 对平诊患者和择期手术患者，医疗机构（经治医师）应当动员患者自身储血、自体输血，或者动员患者亲友献血。自身储血、自体输血由在治医疗机构采集血液。患者亲友献血，由血站采集血液和初、复检，并负责调配合格血液。

③ 《献血法》第 15 条规定，为保证应急用血，医疗机构可以临时采集血液，但应当依照本法规定，确保采血、用血安全。

④ 《管理办法》第 27 条规定，医疗机构因应急用血需要临时采集血液的，必须符合以下情况：

- 危及患者生命，急需输血，而其他医疗措施不能替代输血治疗。
- 所在地血站无法及时提供血液，且无法及时从其他医疗机构调剂血液。
- 具备交叉配血及快速诊断检验乙型肝炎病毒表面抗原、丙型肝炎病毒抗体、艾滋病病毒抗体和梅毒螺旋体抗体的能力。

医疗机构应当在临时采集血液后 10 日内将情况报告给当地县级以上人民政府卫生行政部门。医疗机构要指定医务人员负责血液的收领、发放工作，要认真核查血液包装（规定了必须检查的 7 项内容）。血袋包装不符合国家规定的卫生标准和要求的，应拒领、拒收。

医疗机构对验收合格的血液，应当认真做好入库登记，禁止接收不合格血液入库。

3. 临床用血费用的规定

《献血法》第 14 条规定，公民临床用血时，须交付（只交付）用于血液的采集、储存、分离、检验等费用。

无偿献血者临床需要用血时，免交前款规定的费用；其配偶和直系亲属临床需要用血时，可以免交或者减交前款规定的费用。

4. 输血治疗的规定

医疗机构及医务人员，应当严格执行《临床输血技术规范》，临床医生应严格掌握输血适应证，正确应用成熟的临床输血技术和血液保存技术，患者因病情需要输血治疗时，应按以下规定办理：

（1）输血申请

经治医师应当根据医院规定履行申报手续，逐项填写《临床输血申请单》，由主治医师核准签字，连同受血者血样于预定输血日前送交输血科（血库）备血。临床输血一次用血、备血量超过 2 000 ml 时，需要履行核批手续。须经输血科（血库）医师会诊，由科室主任签名后报医务处（科）批准（急诊用血除外）。

（2）告知与同意

决定输血治疗前，经治医师应向患者或者其家属说明，告知输血目的及可能发生的输血不良反应和经血液途径感染疾病的可能性，征得患者或者家属的同意，由医患双方在《输血治疗同意书》上签字，并进入病历。无家属签字的无自主意识患者的紧急输血，应报医院职能部门或主管领导同意、备案，并记入病历。

（3）输血治疗的实施和监护

术前自身贮血由输血科（血库）负责采血和贮血，经治医师负责输血过程的医疗监护。手术室内的输血等医疗技术，由麻醉科医师负责实施。

患者治疗性血液成分去除血浆置换等，由经治医师申请输血科（血库）或者有关科室参加制定治疗方案并负责实施，由输血科（血库）和经治医师负责患者治疗过程和监护。

新生儿溶血病如需要换血治疗的，由经治医师申请，经主治医师核准，并经患儿家属或监护人签字同意，由血站和医院输血科（血库）人员共同实施。输血前应由两名医护人员核对交叉配血报告单及血袋标签各项内容，检查血袋有无破损渗漏，血液颜色是否正常。准确无误方可输血。

输血时，由两名医护人员带病历共同到患者床旁核对患者姓名、性别、年龄、病案号、门急诊/病室、床号、血型等，确认与配血报告相符，再次核对血液后，用符合标准的输血器进行输血。

输血用的血液器不得加入其他药物，如需稀释只能用静脉注射生理盐水。

（4）严密观察有无输血不良反应，及时处理异常情况

实施输血和监护的医护人员，要严密观察输血情况，一旦发生输血不良反应，出现异常情况，必须及时进行以下处理：

① 减慢或停止输血，用静脉注射生理盐水维持静脉通路。

② 立即通知值班医师和输血科（血库）值班人员，及时检查、治疗和抢救，并查找原因，做好记录。

③ 疑为溶血性或细菌性、感染性输血反应，应立即停止输血，用静脉注射生理盐水维护静脉通路，及时报告上级医师，在积极治疗抢救的同时，做好七项核对检查。

输血完毕后，医护人员对有输血反应的，应逐项填写患者反应回报单，并返还输血科（血库）保存。输血科每月统计上报医务处。

第三节　血站管理的法律规定

一、血站的概念

血站是指不以营利为目的的采集、制备、储存血液并向临床提供用血的公益卫生机构，是不以营利为目的的公益性组织。血液是指用于临床的全血、成分血。

血站分为一般血站和特殊血站。一般血站包括血液中心、中心血站（血站）、中心血库，

负责指定区域的采血、供血工作。其中血液中心是所在省、自治区、直辖市采供血工作的业务、教学和科研中心，负责直辖市、省会所在市和自治区首府所在地的采供血工作，一般设在省会城市。中心血站（血站）是设区的市的血站，负责所在市及所辖县（市）的采供血工作。基层血站或中心血库是县或县级市的血站，负责所在县、市的采供血工作。特殊血站包括脐带血造血干细胞库和国务院卫生行政部门根据医学发展需要批准设置的其他类型血库。

二、采供血管理

（一）执业规定

按《血站管理办法》规定，血站必须按注册登记的项目、内容、范围开展采血、供血业务。为献血者提供各种安全、卫生、便利的条件。血站采供血必须严格遵守各项技术操作规程和制度。血站技术人员必须经输血业务知识技术考试，取得考试合格证后方可上岗。

（二）采血管理

> **案例与思考 4-2**
>
> ### 血站能否采集小秦的血液
>
> 小秦 18 岁生日当天，他去血站无偿献血 400 ml 作为自己的生日礼物。献血图片发到朋友圈里，引来无数好友的点赞，小秦感到很自豪。5 个月后，小秦学校所在地突发意外事故，大批伤员需要救治，血站 O 型血告急。考虑到距离上次献血还差 15 天就满 6 个月了，再加上自己年轻，身体素质好，小秦跑到血站要求再次献血。
>
> **请结合本节的学习内容，思考回答：**
> 血站能否采集小秦的血液？为什么？

血站采血前，必须按照《献血者健康检查标准》对献血者进行免费健康检查，不合格者，血站应向其说明情况，不得采集其血液。献血者的身体健康条件由国务院卫生行政部门规定。

血站采集血液必须严格遵守有关操作规程和制度，采血必须由具有采血资格的医务人员进行。血站对献血者每次采集血液量一般为 200 ml，最高不得超过 400 ml，两次采集间隔期间不少于 6 个月。严格禁止血站违反规定超量、频繁采集血液。血站采集血液后，对献血者发给《无偿献血证》，并在《无偿献血证》及献血档案中记录献血者的姓名、出生日期、血型、献血时间、地点、献血量、采血者签字，并加盖该站采血专用章等。严禁采集冒名顶替者的血液。《无偿献血证》由国务院卫生行政部门制作，任何单位和个人不得伪造、涂改、出卖、转让、出借。

血站采集的血液必须进行检验，保证血液质量。血站在采集检验标本、采集血液和成分血分离时，必须使用有生产单位名称、生产批准文号和有效期内的一次性注射器和采血器械，用后必须在血液管理监督员的监督下按规定及时销毁并做记录，避免交叉感染。

血站应当根据医疗机构的用血计划，积极开展成分血制备，并指导临床成分血的应用。血站不得单采原料血浆。

特殊血型需要从外省、自治区、直辖市调配血液的，由供需双方省级人民政府卫生行政部门协商后实施，实施中由需方血站对所供血液进行再次检验，保证血液质量。

血源、采供血和检测的原始记录必须保存 10 年。血液检验（复检）的全血标本的保存期应当在全血有效期内；血清标本的保存期应在全血有效期满后半年。

（三）供血管理

血站应当保证发出的血液的质量、品种、规格、数量无差错。未经检验或检验不合格的血液不得向医疗机构提供。血站发出血液的包装、储存、运输都必须符合血站基本标准的要求。血液包装袋上必须标明：① 血站的名称及其许可证号；② 献血者的姓名（或条形码）、血型；③ 血液品种；④ 采血日期及时间；⑤ 有效期及时间；⑥ 血袋编号（或条形码）；⑦ 储存条件。血站应严格执行《传染病防治法》及其实施办法规定的疫情报告制度，制定重大灾害事故的应急采供血预案，并从血源、管理制度、技术能力和设备条件上保证预案的实施，满足应急用血的需要。血站必须按照规定认真填写采供血工作统计报告并及时准确上报。

知识链接

献血那些事儿

1. 献血前的注意事项：
   ① 过敏体质、慢性疾病、贫血者不应献血。
   ② 学习献血知识，消除紧张心理。
   ③ 献血前 3 天不要服药。
   ④ 献血者在采血前 4 小时应禁食肥肉、鱼、油条等高脂肪、高蛋白食物。
   ⑤ 献血前不饮酒，保持充足睡眠，不宜做剧烈运动。
2. 献血后的注意事项：
   ① 献血完毕，针眼处压迫 5～10 分钟。
   ② 保护好穿刺部位，24 小时内不要被水浸润。
   ③ 献血后当天不要从事体育比赛、通宵娱乐等活动。
   ④ 饮食量要适中，不要过量进食。

第四节　违反《献血法》的法律责任

一、行政责任

《献血法》规定，有下列行为之一的，由县级以上地方人民政府予以取缔，没收违法所得，并可处 10 万元以下的罚款：① 非法采集血液的；② 血站、医疗机构出售无偿献血者血液的；③ 非法组织他人出卖血液者。

血站违反有关操作规程和制度采集血液，由县级以上地方人民政府卫生行政部门责令改正；给献血者健康造成损失的，对直接负责的主管人员和其他直接责任人员，依法给予行政处分。

临床用血的包装、储存、运输不符合国家规定标准要求的，责令改正，给予警告，可以并处1万元以下的罚款。

血站违反《献血法》规定，向医疗机构提供不符合国家规定标准的血液的，由县级以上地方人民政府卫生行政部门责令改正；情节严重，造成经血液途径传播的疾病传播或者有传播严重危险的，限期整顿，对直接负责的主管人员和其他直接责任人员，依法给予行政处分。

医疗机构的医务人员违反《献血法》规定，将不符合国家规定标准的血液用于患者的，由县级以上地方人民政府卫生行政部门责令改正；给患者健康造成损害的，对直接负责的主管人员和其他直接责任人员，依法给予行政处分。

卫生行政部门及其工作人员，在献血、用血的监督管理中，玩忽职守，造成严重后果，尚不构成犯罪的，依法给予行政处分。

二、民事责任

《献血法》规定：违反操作规程和制度采血、供血（包括血液制品）或将不符合国家规定标准的血液用于患者，给献血者或患者健康造成损害者应依法赔偿。医疗机构的医务人员违反献血法规定，将不符合国家规定标准的血液用于患者，给患者健康造成损害的，应当依法赔偿。

三、刑事责任

《献血法》规定，非法采集血液，血站、医疗机构出售无偿献血的血液，非法组织他人出卖血液；血站违反操作规程和制度采集血液，给献血者健康造成损害的；血站违反法律规定，向医疗机构提供不符合国家规定标准血液，情节严重，造成经血液途径传播的疾病传播或者有传播严重危险的；医疗机构的医务人员违反法律规定，将不符合国家规定标准的血液用于患者，给患者健康造成损害，构成犯罪的，依法追究刑事责任。概括地说，应当承担刑事责任的情况主要有以下几种：

① 非法组织卖血罪。《中华人民共和国刑法》（以下简称《刑法》）第333条规定，非法组织他人出卖血液的，处5年以下有期徒刑，并处罚金；上述行为对他人造成伤害的，依照《刑法》第234条规定，处3年以下有期徒刑、拘役或者管制；致人重伤的，处3年以上10以下有期徒刑；致人死亡或者以特别残忍手段致人重伤造成严重残疾的，处10年以上有期徒刑、无期徒刑或者死刑。

② 强迫卖血罪。以暴力、威胁方法强迫他人出卖血液的，处5年以上10年以下有期徒刑，并处罚金。有前述行为对他人造成伤害的，依照《刑法》第234条的规定定罪处罚。

③ 非法采集、供应血液或者制作、供应血液制品罪。《刑法》第334条规定，非法采集、供应血液或者制作、供应血液制品，不符合国家规定的标准，足以危害人体健康的，处5年以下有期徒刑或者拘役，并处罚金；对人体健康造成严重危害的，处5年以上10年以下有期徒刑，并处罚金；造成特别严重后果的，处10年以上有期徒刑或无期徒刑，并处罚金或者没收财产。

④ 采集、供应血液或制作、供应血液制品事故罪。经国家主管部门批准采集、供应血液或者制作、供应血液制品的部门，不依照规定进行检测或者违背其他操作规定，造成危害他人健康后果的，对单位判处罚金，并对其直接负责的主管人员和其他直接责任人员处5年以下有期徒刑或者拘役。

此外，《献血法》《血液制品管理条例》《血站管理办法》对血液领域的犯罪还列出了其他一些具体情形。

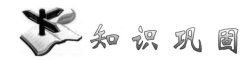

单项选择题

1. 为了保证医疗临床用血的（　　　），保障献血者和用血者身体健康，发扬人道主义精神，促进社会主义物质文明和精神文明建设，制定《中华人民共和国献血法》。
   A. 需要和安全　　　　B. 需求和安全　　　　C. 满足和安全　　　　D. 及时和安全

2. 国家（　　　）无偿献血制度。
   A. 建立　　　　　　　B. 倡导　　　　　　　C. 实行　　　　　　　D. 普及

3. 国家机关、军队、社会团体、企业事业组织、居民委员会、村民委员会应当（　　　）本单位或者本居住区的适龄公民参加献血。
   A. 宣传和教育　　　B. 教育和引导　　　C. 动员和组织　　　D. 宣传和发动

4. 血站对献血者每次采集血液量一般为 200 ml，最多不得超过 400 ml，两次采集间隔期不少于 6 个月。（　　　）血站违反前款规定对献血者超量、频繁采集血液。
   A. 禁止　　　　　　　B. 防止　　　　　　　C. 不允许　　　　　　D. 严格禁止

5. 为保证应急用血，医疗机构（　　　）临时采集血液，但应当依照《献血法》规定，确保采血、用血安全。
   A. 可以　　　　　　　B. 限制　　　　　　　C. 应当　　　　　　　D. 必要时

6. 某血站违反有关操作规程和制度采集血液，责令其（　　　）处理。
   A. 县级以上的地方人民政府卫生行政部门　　　B. 县级以上的行业协会
   C. 县级以上的卫生防御机构　　　　　　　　　D. 县级以上的医疗保健机构
   E. 县级以上的地税机构

7. 患者，女，28 岁。因宫外孕输卵管破裂造成大出血，现处于休克状态，需紧急输血，下列配型合格的献血者中最佳的是（　　　）。
   A. 女性，38 岁，医生，因甲状腺切除终身服用药物替代治疗
   B. 女性，50 岁，教师，过敏体质
   C. 男性，30 岁，个体商人，在 2 个月前献血 200ml
   D. 男性，60 岁，大学教师
   E. 男性，22 岁，在读大学生

8. 血站对献血者每次采集的血液量应该是（　　　）。
   A. 至少为 200 ml，一般为 400 ml
   B. 至少为 200 ml，最高不超过 400 ml
   C. 至少为 400 ml，健康状况不佳时可 200 ml
   D. 至少为 400 ml，最高不超过 600 ml
   E. 一般为 200 ml，身体健康者可以超过 400 ml

9. 血站对献血者两次采集血液（全血）的间隔期是（　　　）。
   A. ≥1 个月　　B. ≥3 个月　　C. ≥4 个月　　D. ≥5 个月　　E. ≥6 个月

10. 国家鼓励部分公民率先献血，为树立社会新风尚做表率。下列属于《献血法》规定的，国家鼓励率先献血的公民是（　　　）。
    A. 参加工作的人员　　B. 现役军人　　C. 在校学生　　D. 青壮年　　E. 中共党员

11. 《献血法》规定的，健康公民自愿献血的年龄段是（　　　）。
    A. 18 周岁至 55 周岁　　B. 18 周岁至 60 周岁　　C. 18 周岁至 65 周岁
    D. 16 周岁至 55 周岁　　E. 16 周岁至 60 周岁

第五章　其他卫生法律制度

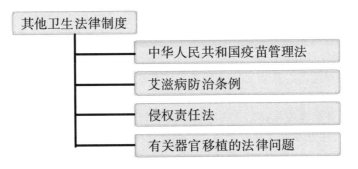【教学目标】

知识目标：
1. 掌握疫苗分类、接种的有关法律规定。
2. 掌握对艾滋病患者和艾滋病感染者的管理规定。
3. 掌握《侵权责任法》中关于医疗损害责任的规定。
4. 掌握人体器官移植的有关法律规定。

能力目标：
通过学习，培养学生分析问题、解决问题的能力，能将法律、法规的有关规定应用于医疗实践中，从而达到理论联系实际的目的。

情感目标：
树立以人为本的人文理念，更好地建立和谐的护患关系。

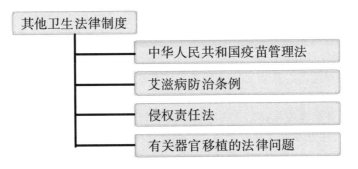【本章结构】

```
其他卫生法律制度
    ├── 中华人民共和国疫苗管理法
    ├── 艾滋病防治条例
    ├── 侵权责任法
    └── 有关器官移植的法律问题
```

第一节　中华人民共和国疫苗管理法

为了加强对疫苗流通和预防接种的管理，预防、控制传染病的发生、流行，保障人体健康和公共卫生，2019 年 6 月 29 日第十三届全国人民代表大会常务委员会第十一次会议通过了《中华人民共和国疫苗管理法》，并于 2019 年 12 月 1 日起施行。

一、疫苗的概念和分类

疫苗，是指为了预防、控制传染病的发生、流行，用于人体预防接种的疫苗类预防性生物制品。

疫苗分为两类。第一类疫苗，是指政府免费向公民提供，公民应当依照政府的规定受种的疫苗，包括国家免疫规划确定的疫苗，省、自治区、直辖市人民政府在执行国家免疫规划时增加的疫苗，以及县级以上人民政府或其卫生行政部门组织的应急接种或者群体性预防接种所使用的疫苗；第二类疫苗，是指由公民自费并且自愿受种的其他疫苗。

接种第一类疫苗由政府承担费用。接种第二类疫苗由受种者或者其监护人承担费用。

二、疫苗接种

（一）接种单位应具备的条件

接种单位应当具备下列条件：

① 具有医疗机构执业许可证。

② 具有经过县级人民政府卫生行政部门组织的预防接种专业培训并考核合格的执业医师、执业助理医师、护士或者乡村医生。

③ 具有符合疫苗储存、运输管理规范的冷藏设施、设备和冷藏保管制度。

承担预防接种工作的城镇医疗卫生机构，应当设立预防接种门诊。

（二）接种单位的责任和义务

① 接种单位应当承担责任区域内的预防接种工作，并接受所在地的县级疾病预防控制机构的技术指导。

② 接种单位接收第一类疫苗或者购进第二类疫苗，应当建立并保存真实、完整的接收、购进记录。

③ 接种单位应当根据预防接种工作的需要，制定第一类疫苗的需求计划和第二类疫苗的购买计划，并向县级人民政府卫生行政部门和县级疾病预防控制机构报告。

④ 接种单位接种疫苗，应当遵守预防接种工作规范、免疫程序、疫苗使用指导原则和接种方案，并在其接种场所的显著位置公示第一类疫苗的品种和接种方法。

⑤ 医疗卫生人员在实施接种前，应当告知受种者或者其监护人所接种疫苗的品种、作用、禁忌、不良反应以及注意事项，询问受种者的健康状况以及是否有接种禁忌等情况，并如实记录、告知和询问情况。受种者或者其监护人应当了解预防接种的相关知识，并如实提供受种者的健康状况和接种禁忌等情况。

⑥ 医疗卫生人员应当对符合接种条件的受种者实施接种，并依照国务院卫生行政部门的规定，填写并保存接种记录。

⑦ 对于因有接种禁忌而不能接种的受种者，医疗卫生人员应当对受种者或者其监护人提出医学建议。

⑧ 国家对儿童实行预防接种证制度。

在儿童出生后 1 个月内，其监护人应当到儿童居住地承担预防接种工作的接种单位为其办理预防接种证。接种单位对儿童实施接种时，应当查验预防接种证，并做好记录。儿童离开原居住地期间，由现居住地承担预防接种工作的接种单位负责对其实施接种。

预防接种证的格式由省、自治区、直辖市人民政府卫生行政部门制定。

儿童入托、入学时，托幼机构、学校应当查验预防接种证，发现未依照国家免疫规划受种的儿童，应当向所在地的县级疾病预防控制机构或者儿童居住地承担预防接种工作的接种单位报告，并配合疾病预防控制机构或者接种单位督促其监护人在儿童入托、入学后及时到接种单位补种。

⑨ 受种者或者其监护人要求自费选择接种第一类疫苗的同品种疫苗的，提供服务的接种单位应当告知费用承担、异常反应补偿方式以及《疫苗流通和预防接种管理条例》第25条规定的有关内容。

⑩ 接种单位应当依照国务院卫生行政部门的规定对接种情况进行登记，并向所在地的县级人民政府卫生行政部门和县级疾病预防控制机构报告。

⑪ 接种单位接种第一类疫苗不得收取任何费用。

⑫ 接种单位接种第二类疫苗可以收取服务费、接种耗材费，具体收费标准由所在地的省、自治区、直辖市人民政府价格行政部门核定。

⑬ 县级以上地方人民政府卫生行政部门，需要在本行政区域内部分地区进行群体性预防接种的，应当报经本级人民政府决定，并向省、自治区、直辖市人民政府卫生行政部门备案；任何单位或者个人不得擅自进行群体性预防接种。

⑭ 需要在省、自治区、直辖市全部行政区域范围内进行群体性预防接种的，应当由省、自治区、直辖市人民政府卫生行政部门报经本级人民政府决定，并向国务院卫生行政部门备案。

知识链接

　　群体性预防接种：是指在特定范围和时间内针对某种或者某些传染病的特定人群，有组织地集中实施预防接种的活动。

第二节　艾滋病防治条例

　　艾滋病（AIDS）是由艾滋病病毒（HIV）引起的，这个病毒的全称是人类免疫缺陷病毒，它能摧毁人体内的免疫防御系统。患上艾滋病的人因为失去抵御所有疾病的能力，最终死于各种感染性疾病或肿瘤导致的全身衰竭。目前还没有治愈艾滋病的办法。艾滋病是威胁人类生存和发展的重大疾病，我国政府高度重视和关心艾滋病的防治工作。2006年1月29日，国务院发布了《艾滋病防治条例》（以下简称《条例》），并于2006年3月1日正式施行。2019年3月2日，国务院颁布并实施第709号国务院令，修改《艾滋病防治条例》，增加脐带血等造血干细胞应用价值。《条例》的出台，表明了中国政府充分认识到艾滋病防治的重要性和紧迫性，体现了我国政府在这一问题上对国内和国际社会的重大承诺。《条例》共七章六十四条，主要从宣传教育、防治控制、治疗救助、保障措施、法律责任等几方面加以规定。

一、立法宗旨和基本原则

（一）立法宗旨

　　其立法宗旨是：为了预防、控制艾滋病的发生与流行，保障人体健康和公共卫生。

（二）基本原则

1. 艾滋病防治工作坚持预防为主、防治结合的方针

"预防为主，宣传教育为主，防治结合，标本兼治，综合治理"是艾滋病防治基本策略，是控制艾滋病发生与流行的最有效的方法，是保护人民健康的最有效措施，是我国防治艾滋病所遵循的基本方针。

2. 建立以政府为主导、全社会共同参与的防治体系

充分发挥社会力量在艾滋病防治工作中的作用。政府在艾滋病防治方面负有主要责任。同时，艾滋病防治工作需要社会各方面的通力合作，发挥社会基层组织和公民团体的重要作用。

3. 加强宣传教育

宣传教育为主是艾滋病控制的有效途径。通过形式多样的宣传教育，向公众普及艾滋病防治知识，特别是向有易感染艾滋病病毒危险行为的人群传递科学、准确的艾滋病防治信息，引导人们改变危险的行为，减少或者阻断艾滋病病毒传播的因素。采取行为干预和关怀救助等措施，实行综合防治。

4. 国家鼓励支持有关组织和个人参与艾滋病防治

各级人民政府和有关部门应当采取措施，鼓励和支持有关组织和个人依照《条例》规定，以及国家艾滋病防治规划和艾滋病防治行动计划的要求，参与艾滋病防治工作，对艾滋病防治工作提供捐赠，对有易感染艾滋病病毒危险行为的人群进行行为干预，对艾滋病病毒感染者、艾滋病患者及其家属提供关怀和救助。

5. 处理好保护特殊人群的合法权益与采取控制措施的关系

《条例》明确规定了艾滋病病毒感染者、艾滋病患者及其家属的权利和义务。各国的实践证明，只有保护艾滋病病毒感染者、艾滋病患者及其家属的合法权利，平等对待艾滋病病毒感染者、艾滋病患者及其家属，才能有效控制艾滋病。

（三）艾滋病病毒感染者和艾滋病患者的权利和义务

《条例》对艾滋病病毒感染者和艾滋病患者的权利和义务做了明确规定：

1. 艾滋病病毒感染者、艾滋病患者及其家属享有的权利

任何单位和个人不得歧视艾滋病病毒感染者、艾滋病患者及其家属；艾滋病病毒感染者、艾滋病患者及其家属享有的婚姻、就业、就医、入学等合法权益受法律保护；未经本人或者其监护人同意，任何单位和个人不得公开艾滋病病毒感染者、艾滋病患者及其家属的有关信息；医疗机构不得因就诊的患者是艾滋病病毒感染者或者是艾滋病患者，推诿或者拒绝对其其他疾病进行治疗；国家实行艾滋病自愿咨询和检测制度。县级以上地方人民政府卫生行政部门指定的医疗卫生机构，应当按照国家有关规定，为自愿接受艾滋病咨询、检测的人员免费提供咨询和初筛检测。

2. 艾滋病病毒感染者和艾滋病患者应当履行的相应义务

艾滋病病毒感染者和艾滋病患者应当接受疾病预防控制机构或者出入境检验检疫机构的流行病学调查和指导；将其感染或者发病的事实及时告知与其有性关系者；就医时，应将其感染或者发病的事实如实告知接诊医生；采取必要的防护措施，防止感染他人；不得以任何方式故意传播艾滋病；艾滋病病毒感染者或者艾滋病患者故意传播艾滋病的，依法承担民事赔偿责任；构成犯罪的，依法追究刑事责任。

> **知识链接**
>
> 每年 12 月 1 日是世界艾滋病日。
> 我国于 1985 年发现首例艾滋病。

二、艾滋病防治的宣传教育

为了做好艾滋病防治的宣传教育工作，《条例》设专章规定了艾滋病防治的宣传教育制度，重点规定了针对普通民众、重点人群和有易感染艾滋病病毒危险行为人群的宣传教育内容和措施。

（一）强调对公众的普及性宣传教育

政府和政府有关部门应当组织开展艾滋病防治知识的宣传教育，提倡健康文明的生活方式；开展关怀和不歧视艾滋病病毒感染者、艾滋病患者及其家属的宣传教育，尊重艾滋病病毒感染者、艾滋病患者的合法权利，营造良好的艾滋病防治的社会环境；在公共场所以及旅客列车等交通工具的显著位置，设置固定的艾滋病防治广告牌或者张贴艾滋病防治公益广告，组织发放艾滋病防治宣传材料；广播、电视、报刊、互联网等新闻媒体应当开展艾滋病防治的公益宣传；各级卫生行政部门应加强艾滋病防治的宣传教育工作，对有关部门、组织和个人开展艾滋病防治的宣传教育工作提供技术支持；各级人民政府应当在医疗卫生机构开通艾滋病防治咨询服务电话，向公众提供艾滋病防治咨询服务和指导。

（二）加强对重点人群的艾滋病防治宣传教育

1. 加强对学生、育龄人群、进城务工人员、妇女、出入境人员等重点人群有关艾滋病防治的宣传教育

教育行政部门要将艾滋病防治知识纳入大中学校有关课程，开展有关课外教育活动；各级卫生行政部门应当利用卫生健康宣传和技术服务网络，组织开展艾滋病防治的宣传教育；县级以上人民政府有关部门和从事劳务中介、服务的机构应当对进城务工人员加强艾滋病防治的宣传教育；出入境检验检疫机构应当对出入境人员有针对性地提供艾滋病防治咨询和指导；国家鼓励和支持妇女联合会、红十字会开展艾滋病防治的宣传教育，将艾滋病防治的宣传教育纳入

妇女儿童工作内容，提高妇女预防艾滋病的意识和能力，组织和支持红十字会会员和红十字会志愿者开展艾滋病防治的宣传教育。

2. 加强对有易感染艾滋病病毒危险行为人群的咨询、指导和宣传教育

医务人员在开展艾滋病、性病等相关疾病咨询、诊断和治疗的过程中，应当对就诊者进行艾滋病防治的宣传教育；地方各级人民政府和政府有关部门应当采取措施，鼓励和支持有关组织和个人对有易感染艾滋病病毒危险行为的人群开展艾滋病防治的咨询、指导和宣传教育。

三、艾滋病的预防与控制

预防控制制度是建立完善的艾滋病防治体系的关键和基础。为了使各项预防措施能够得到切实落实，在总结国内外预防艾滋病成功经验的基础上，《条例》做了明确规定。

（一）建立健全艾滋病监测制度

为了能够准确掌握艾滋病疫情，依照《传染病防治法》的规定，《条例》规定国家建立健全艾滋病监测网络。国务院卫生行政部门和省、自治区、直辖市人民政府卫生行政部门分别制定了国家艾滋病监测规划和方案以及本行政区域的艾滋病监测计划和工作方案。疾病预防控制机构负责对艾滋病发生、流行以及影响其发生、流行的因素开展监测活动。出入境检验检疫机构负责对出入境人员进行艾滋病监测，并将监测结果及时向卫生行政部门报告。

（二）加强对重点人群的预防与控制措施

① 鼓励和支持居民委员会、村民委员会以及其他有关组织和个人对有易感染艾滋病病毒危险行为的人群实施行为干预措施。

② 开展对吸毒人群的药物维持治疗工作。

省、自治区、直辖市人民政府卫生、公安和药品监督管理部门应当互相配合，根据本行政区域艾滋病流行和吸毒者的情况，积极稳妥地开展对吸毒成瘾者的药物维持治疗工作，并有计划地实施其他干预措施。

③ 推广使用安全套。县级以上人民政府卫生行政部门以及工商、药品监督管理、质量监督检验检疫、广播电影电视等有关部门应当组织推广使用安全套，建立和完善安全套供应网络。省、自治区、直辖市人民政府确定的公共场所的经营者应当在公共场所内放置安全套或者设置安全套发售设施。

（三）加强对重点单位的预防与控制措施

① 医疗卫生机构和出入境检验检疫机构应当加强对医疗、检测行为的规范化管理，防止发生艾滋病的医院感染和医源性感染。

② 严格规范血站、单采血浆站、血液制品生产单位的采供血行为和生产行为，保证血液、血浆和血液制品的安全。

③ 加强对采集或者使用人体组织、器官、细胞、骨髓等行为的管理。

采集或者使用人体组织、器官、细胞、骨髓等的，应当进行艾滋病检测；未经艾滋病检测或者艾滋病检测阳性的，不得采集或者使用。进口人体血液、血浆、组织、器官、细胞、骨髓和人体血液制品等的，应当依照规定，经有关部门批准和检疫。

> **知识链接**
>
> 　　预防艾滋病传染的根本措施是洁身自爱，遵守性道德。

四、治疗与救助

（一）治疗

医疗机构应当为艾滋病病毒感染者和艾滋病患者提供艾滋病防治咨询、诊断和治疗服务。医疗机构不得因就诊的患者是艾滋病病毒感染者或者艾滋病患者，推诿或者拒绝对其其他疾病进行治疗。

（二）救助

县级以上人民政府应当采取艾滋病防治关怀、救助措施。向农村艾滋病患者和城镇经济困难的艾滋病患者免费提供抗艾滋病病毒治疗药品；适当减免抗机会性感染治疗药品的费用；向接受艾滋病咨询、检测的人员免费提供咨询和初筛检测；对艾滋病病毒感染者、艾滋病患者、孕产妇采取关怀、治疗和救助措施，对生活困难的艾滋病患者遗留的孤儿和感染艾滋病病毒的未成年人减免相应的教育费用，对生活困难并符合社会救助条件的艾滋病病毒感染者、艾滋病患者及其家属给予生活救助，对有劳动能力的艾滋病病毒感染者和艾滋病患者，扶持其从事力所能及的生产和工作。

> **知识链接**
>
> 　　艾滋病病毒离开人体后，常温下只可生存数小时，高温、干燥及漂白粉、酒精、药品消毒的方法都可以杀死这种病毒。

五、法律责任

《条例》对违反规定的行为应承担的法律责任作出了明确规定：

①　地方各级人民政府未依照《条例》规定履行组织、领导、保障艾滋病防治工作职责，或者未采取艾滋病防治和救助措施的，要承担法律责任。

②　县级以上人民政府卫生行政部门、出入境检验检疫机构违反《条例》规定，未履行艾滋病防治宣传教育职责的；对有证据证明可能被艾滋病病毒污染的物品，未采取控制措施的和其他有关失职、渎职行为的，均要承担法律责任。

③ 县级以上人民政府有关部门未依照《条例》规定履行宣传教育、预防控制职责的，要承担法律责任。

④ 医疗卫生机构未履行艾滋病监测职责的；未按照规定免费提供咨询和初筛检测的；对临时应急采集的血液未进行艾滋病检测，对临床用血的艾滋病检测结果未进行核查，或者将艾滋病检测阳性的血液用于临床的；未遵守标准防护原则，或者未执行操作规程和消毒管理制度，发生艾滋病医院感染或者医源性感染的；未采取有效的卫生防护措施和医疗保健措施的；推诿、拒绝治疗艾滋病病毒感染者或者艾滋病患者的其他疾病，或对艾滋病病毒感染者、艾滋病患者未提供咨询、诊断和治疗服务的；未对艾滋病病毒感染者或者艾滋病患者进行医学随访的；未按照规定对感染艾滋病病毒的孕产妇及其婴儿提供预防艾滋病母婴传播技术指导的，要承担法律责任。

⑤ 血站、单采血浆站对采集的人体血液、血浆未进行艾滋病检测，或者发现艾滋病检测阳性的人体血液、血浆仍然采集的；将未经艾滋病检测的人体血液、血浆，或者艾滋病检测阳性的人体血液、血浆供应给医疗机构和血液制品生产单位的，要承担法律责任。

⑥ 未经国务院卫生行政部门批准进口的人体血液、血浆、组织、器官、细胞、骨髓等，进口口岸出入境检验检疫机构应当禁止入境或者监督销毁。违反《条例》规定采集或者使用人体组织、器官、细胞、骨髓，提供、使用未经出入境检验检疫机构检疫的进口人体血液、血浆、组织、器官、细胞、骨髓等，要承担法律责任。

⑦ 公共场所的经营者未查验服务人员的健康合格证明或者允许未取得健康合格证明的人员从事服务工作，省、自治区、直辖市人民政府确定的公共场所的经营者未在公共场所内放置安全套或者设置安全套发售设施的，要承担法律责任。

⑧ 艾滋病病毒感染者或者艾滋病患者故意传播艾滋病的，要承担法律责任。

第三节　侵权责任法

医生戴钢盔上班、患者带着录像机看病……近年来，原本在同一战壕与疾病斗争的医患双方越来越走向对立，医疗纠纷不断。以北京市的某个区级法院为例，1999 年，该法院只处理了9 起医疗纠纷案件，2008 年已经上升到 200 件。医疗纠纷数量逐年上升，迫切需要从法律上合理界定医疗损害责任。《中华人民共和国侵权责任法》（以下简称《侵权法》）自 2010 年 7 月 1 日起施行。该法主要解决民事权益受到侵害时所引发的责任承担问题。其中第 7 章用 11 个条文专门规定了"医疗损害责任"，把医患之间难解的复杂关系置于法律条文的框架下，对明确医疗损害责任、化解医患矛盾纠纷有着重要意义。

一、医疗损害责任的概念

医疗损害责任是指医疗机构及其医务人员在医疗过程中因过失，或者在法律规定的情况下无论有无过失，造成患者人身损害或者其他损害，应当承担的以损害赔偿为主要方式的侵权责任。

二、医疗损害责任的归责原则

医疗损害责任的归责原则是过错责任原则。

现行《侵权法》考虑了医学科学的复杂性和特殊性，尊重医疗行业的未知性、特异性、专业性，推翻了过去司法实践中一直实行的过错推定责任原则，认为就其本质而言，医疗损害行为仍然是一般侵权行为，适用过错责任原则，仅在特定情形下（《侵权法》第58条和第59条），根据法律的明确规定适用过错推定责任原则和无过错责任原则。责任主体是医疗机构，行为主体是医务人员，包括医生、护士等。

> **知识链接**
>
> 只要有过错，医疗机构就要承担赔偿责任！

三、医疗损害责任的构成要件

（一）医疗机构和医务人员对患者的诊疗行为

患者不仅指病人，应扩大解释为医疗服务接受者。医疗机构是指依法取得医疗机构执业许可证的各类机构。医务人员是广义的概念，指医生、护士、药剂人员、检验化验人员等在医院中提供相关服务的人员和管理者。

诊疗行为是指医疗机构及其医务人员借助其医学知识、专业技术、仪器设备及药物等手段，为患者提供的紧急救治、治疗、护理、保健、医疗美容以及为此服务的后勤管理等维护患者生命健康所必需的活动的总和。

医疗机构对于医务人员在诊疗活动中的过错承担替代责任。

（二）患者在诊疗活动中遭受损害

患者在诊疗活动中遭受包括生命权、健康权和身体权、知情同意权（充分知情权、自行决定权）、隐私权等方面的损害。

《侵权法》第55条规定：医务人员在诊疗活动中应当向患者说明病情和医疗措施。需要实施手术、特殊检查、特殊治疗的，医务人员应当及时向患者说明医疗风险、替代医疗方案等情况，并取得其书面同意；不宜向患者说明的，应当向患者的近亲属说明，并取得其书面同意。

《侵权法》第62条规定：医疗机构及其医务人员应当对患者的隐私保密。

（三）医疗机构或医务人员有过错

1.如何判断医疗行为有过错

医疗行为是否存在过错是以"尽到与当时的医疗水平相应的诊疗义务"作为判断标准的。尽到诊疗义务的一个重要依据，是诊疗行为符合法律、行政法规、规章以及其他诊疗规范的有关要求。

所谓"当时的医疗水平"，是指医务人员在进行医疗行为时，其学识、注意程度、技术及态度均应符合同一时期具有一般医疗专业水平的医务人员在同一情况下所应遵循的标准。因此，对于诊疗义务可以理解为一般情况下医务人员可以尽到的，通过谨慎的作为或者不作为避免患者受到损害的义务。

判断何为"当时的医疗水平"，特殊情形下应当考虑以下因素：

① 医疗条件。医疗条件与治疗能力密切相关，综合性大医院往往技术先进、设施齐全、人才丰富，而小医院在设备、技术、人才等方面都与综合性大医院相差甚远，其治疗能力和医疗技术水平相差悬殊，在认定过失时必须考虑到医疗条件对医疗行为产生的影响。

② 医疗水准。医疗水准可分为"学术上的医疗水准"和"实践中的医疗水准"。前者为研究水准，被学术界所认可；后者为经验水准，属于普遍实施的技术。判断医生是否履行注意义务应当以"实践中的医疗水准"为依据。

③ 医疗的地域因素。经济落后地区在资金、技术、人才、药品等方面都不同程度地落后于经济发达地区，故而经济发达地区与经济落后地区在医疗水平上存在差异。经济落后地区受到当地种种不利因素的影响，医疗技术水平不可能达到经济发达地区的水平。判断医疗过失应结合该地区的具体情况认定，依据该地区的标准进行判断。

④ 医疗的专门性因素。从专业分工的角度来看，专科医师对其专门领域内的注意义务标准要高于一般医师的注意义务，而对其专业领域之外的医疗行为，其注意义务不能等同于该领域的专门医生，法律应结合该医生的具体情况加以衡量。法律对某领域内的专门医生所要求的注意义务以该领域的一般医疗水准为判断标准，如果医生因医疗技术水平低于该领域的一般水准而对该患者造成损害时，可认定医生存在过失。

2. 法律推定的过错情形

《侵权法》第 58 条规定，患者有损害，因下列情形之一的，推定医疗机构有过错：

① 违反法律、行政法规、规章以及其他有关诊疗规范的规定。

② 隐匿或者拒绝提供与纠纷有关的病历资料。

③ 伪造、篡改或者销毁病历资料。

违反法律、行政法规、规章以及其他有关诊疗规范的规定，是医疗机构存在过错的表面证据，并且是一种强有力的表面证据，因此，《侵权法》规定这种情形下推定医疗机构存在过错。

不过，医务人员有过错与医疗机构违反法律、行政法规、规章以及诊疗规范的规定不是等同的概念。例如，遇到抢救危、急、重症患者等特殊情况时，医务人员可能采取不太合乎规范的行为，但如果证明在当时的情况下该行为是合理的，就可以认定医疗机构没有过错。

3. 关于病历资料的制作、保管及查阅复制

病历资料是医疗纠纷中最重要的证据，它是证明伤害和医事诉讼案件主体的重要证据，也是法医临床学鉴定的重要证据资料。

《侵权法》第 61 条规定：医疗机构及其医务人员应当按照规定填写并妥善保管住院志、医嘱单、检验报告、手术及麻醉记录、病理资料、护理记录、医疗费用等病历资料。

病历资料范围：客观性病历资料。

查阅复制权利主体：① 患者本人或其代理人；② 死亡患者近亲属或其代理人；③ 保险机构。

> **知识链接**
>
> 凡是拒绝提供、隐匿、伪造、篡改、销毁病历，推定为医疗机构过错！

需要说明的是，医疗过错的推定并不等于医疗过错的认定，医务人员仍然可以就自己的医疗行为不存在过错进行反证。患者也依然要承担相应的举证责任，主要是：患者要完成有医疗损害的认定；医疗机构存在《侵权法》第58条所述的3种过错情形，但患者不需要举证医疗机构及其医务人员有过错。

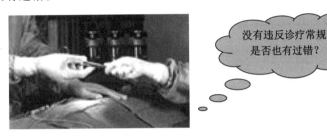

没有违反诊疗常规，是否也有过错？

（四）诊疗行为与损害后果之间的因果关系

患者需要就医疗过错与患者损害后果存在因果关系承担证明责任，患者可以通过申请医疗过错鉴定的形式由临床医学专家帮助完成因果关系的举证。

四、医疗损害责任的特殊形态

（一）侵害知情同意权

《侵权法》第55条规定：医务人员在诊疗活动中应当向患者说明病情和医疗措施。需要实施手术、特殊检查、特殊治疗的，医务人员应当及时向患者说明医疗风险、替代医疗方案等情况，并取得其书面同意；不宜向患者说明的，应当向患者的近亲属说明，并取得其书面同意。

这一条款规定了患者的知情同意权：

——向谁说明：患者或近亲属。

——说明什么：病情和医疗措施。

——说明形式：特殊情形的书面同意。

医务人员未尽到上述义务，造成患者损害的，医疗机构应当承担赔偿责任。

紧急情况下患者知情同意权的行使遵照以下原则：

① 患者本人清醒的，知情同意权的行使可以自己表达，也可以委托他人表达，但以患者自身意识为主。

② 患者本人清醒状态下拒绝或放弃抢救和治疗，经医院详细告知其可能出现的后果后，一般情况下，经患者签字应当尊重其本人决定。

③ 患者本人无法表达。知情同意权的行使顺序：法律规定的顺序（配偶、成年子女、父母）→近亲属（兄弟、姐妹、祖父母、外祖父母）→无家属、近亲属（医疗机构的负责人或授权人）。

④ 对于病情危重、必须实施某项抢救措施才有机会挽救生命或保全肢体的患者：其家属或关系人经多方反复劝解仍放弃或拒绝，医疗机构可组织医学和法律专家或委托第三方组织对实施和决定抢救是否对患者有利，以及家属或关系人的拒绝或放弃决定是否有损患者本人生命利益进行判断，并作出明确决定记录在案，医疗机构可按此决定采取相关抢救措施。

> **知识链接**
>
> 　未尽告知义务，医方承担责任！
> 　医用产品出现质量问题，院方赔偿！

（二）侵犯患者的隐私权

《侵权法》第 62 条规定：医疗机构及其医务人员应当对患者的隐私保密。泄露患者隐私或者未经患者同意公开其病历资料，造成患者损害的，应当承担侵权责任。

侵害隐私权的行为：泄露患者隐私；未经患者同意公开其病历资料。

（三）医疗产品致害

《侵权法》第 59 条规定：因药品、消毒药剂、医疗器械的缺陷，或者输入不合格的血液造成患者损害的，患者可以向生产者或者血液提供机构请求赔偿，也可以向医疗机构请求赔偿。患者向医疗机构请求赔偿的，医疗机构赔偿后，有权向负有责任的生产者或者血液提供机构追偿。

五、医疗损害责任的承担

医疗损害的责任主体：医疗机构、医疗产品的生产者、血液的提供者（血站）。

医疗损害的权利主体：受害人、受害人死亡后其权利承受人。

医疗损害责任的减免规则：

① 患者或者其近亲属不配合医疗机构进行符合诊疗规范的诊疗。

② 医务人员在抢救生命垂危的患者等紧急情况下已经尽到合理诊疗义务。

③ 限于当时的医疗水平难以诊疗。

如何判断"合理诊疗义务"：要考虑到在紧急情况下，患者生命危在旦夕，抢救时间紧迫，医务人员对患者的病情及病状无法做详细的检查、观察、诊断，难以要求医生具有与平常状态下一样的思考时间、判断能力和预见能力。对于这种情况，法律对医生在注意程度上的要求相对低于一般医疗时的情形。但是，由于医疗行为直接关系到患者的生命健康权，在紧急情况下实施的紧急救治措施，医务人员仍应尽到合理诊疗的注意义务：一是对患者伤病的准确诊断，如情况紧急，应当在采取控制患者伤病恶化的紧急措施后，再做进一步的诊断和治疗；二是治疗措施和治疗用药适当、合理；三是谨慎履行说明告知义务，在紧急情况下，如果事前告知不可行，则在采取紧急救治措施后仍应履行该项义务；四是将紧急救治措施对患者造成的损害控制在合理限度之内。

第四节 有关器官移植的法律问题

一、器官移植的概念

器官移植是摘除一个身体的器官并把它置于同一个体（自体移植），或同种另一个体（同种异体移植），或不同种个体（异种移植）的相同部位（常位）或不同部位（异位）。

二、我国关于器官移植的法律规定

2007年3月31日，国务院发布了《人体器官移植条例》（以下简称《移植条例》），自2007年5月1日起实施。该《移植条例》是我国第一部规范人体器官移植的行政法规，对人体器官移植的立法目的、适用范围、人体器官的捐献、医疗机构从事人体器官移植活动、法律责任等作出了明确的规定。

（一）立法目的和适用范围

制定《移植条例》的目的是：为了规范人体器官移植，保证医疗质量，保障人体健康，维护公民的合法权益。依照《移植条例》的规定，凡是在中华人民共和国境内从事人体器官移植，应当适用本《移植条例》；但从事人体细胞和角膜、骨髓等人体组织移植的，不适用本《移植条例》。

任何组织或者个人不得以任何形式买卖人体器官，不得从事与买卖人体器官有关的活动。

（二）人体器官捐献的规定

1. 自愿、无偿原则

用于器官移植的人体器官来自公民的捐献。《移植条例》明确规定，人体器官捐献应当遵循自愿、无偿原则。公民享有捐献或者不捐献其人体器官的权利，任何组织或者个人不得强迫、欺骗或者利诱他人捐献人体器官。对已经表示捐献其人体器官的意愿，公民有权予以撤销。

2. 捐献人体器官的形式

公民捐献其人体器官，应当采用书面形式。公民生前未表示不同意捐献其人体器官的，该公民死亡后，其配偶、成年子女、父母可以以书面形式共同表示同意捐献该公民人体器官的意愿。

知识链接

医疗机构用于移植的人体器官必须经捐赠者书面同意。捐赠者有权在人体器官移植前拒绝捐赠器官。

---

3. 活体器官接受人的限制

活体器官的接受人只能是活体器官捐献人的配偶、直系血亲或者三代以内旁系血亲或者有证据证明与活体器官捐献人存在因帮扶等形成亲情关系的人员。其他人员不能接受活体器官捐献。

4. 活体器官捐献人的限制

活体器官捐献人必须是年满18周岁的公民。任何组织或者个人不得摘取未满18周岁公民的活体器官用于移植。

（三）医疗机构从事人体器官移植的规定

1. 医疗机构从事人体器官移植的条件

医疗机构从事人体器官移植，应当按照《医疗机构管理条例》（2016年修订）的规定，向所在地省、自治区、直辖市人民政府卫生行政部门申请办理人体器官移植诊疗科目登记，并具备下列条件：

① 有与从事人体器官移植相适应的执业医师和其他医务人员。

② 有满足人体器官移植所需要的设备、设施。

③ 有由医学、法学、伦理学等方面专家组成的人体器官移植技术临床应用与伦理委员会，该委员会中从事人体器官移植的医学专家不超过委员人数的1/4。

④ 有完善的人体器官移植质量监控等管理制度。

2. 摘取人体器官的审查

在摘取活体器官前或者尸体器官捐献人死亡前，负责人体器官移植的执业医师应当向所在医疗机构的人体器官移植技术临床应用与伦理委员会提出摘取人体器官审查申请。人体器官移植技术临床应用与伦理委员会收到摘取人体器官审查申请后，经2/3以上委员同意，方可出具同意摘取人体器官的书面意见。人体器官移植技术临床应用与伦理委员会不同意摘取人体器官的，医疗机构不得作出摘取人体器官的决定，医务人员不得摘取人体器官。

3. 医疗机构摘取活体器官的义务

从事人体器官移植的医疗机构及其医务人员摘取活体器官前，应当履行下列义务：

① 向活体器官捐献人说明器官摘取手术的风险、术后注意事项、可能发生的并发症及其预防措施等，并与活体器官捐献人签署知情同意书。

② 查验活体器官捐献人同意捐献其器官的书面意愿、活体器官捐献人与接受人是否存在血亲关系。

③ 确认除摘取器官产生的直接后果外，不会损害活体器官捐献人其他正常的生理功能。

4. 医疗机构摘取尸体器官的义务

① 摘取尸体器官，应当在依法判定尸体器官捐献人死亡后进行。

② 从事人体器官移植的医务人员不得参与捐献人的死亡判定。

③ 从事人体器官移植的医疗机构及其医务人员应当尊重死者的尊严；对摘取器官完毕的

尸体，应当进行符合伦理原则的医学处理，除用于移植的器官以外，应当恢复尸体原貌。

5. 医务人员的保密义务

从事人体器官移植的医务人员应当对人体器官捐献人、接受人和申请人体器官移植手术患者的个人资料保密。

6. 医疗机构的收费

从事人体器官移植的医疗机构实施人体器官移植手术，除向接受人收取下列费用外，不得收取或者变相收取所移植人体器官的费用：

① 摘取和植入人体器官的手术费。
② 保存和运送人体器官的费用。
③ 摘取、植入人体器官所发生的药费、检验费、医用耗材费。

7. 人体器官移植接受人的排序

申请人体器官移植手术患者的排序，应当符合医疗需要，遵循公平、公开和公正的原则。

（四）法律责任

1. 民事责任

违反《移植条例》的规定，给他人造成损害的，应当依法承担民事责任。

2. 行政责任

① 违反《移植条例》的规定，买卖人体器官或者从事与买卖人体器官有关活动的，没收违法所得，并处交易额 8 倍以上 10 倍以下罚款；医疗机构参与上述活动，还应当对负有责任的主管人员和其他责任人员依法给予处分，并撤销该医疗机构人体器官移植诊疗科目登记；医务人员参与上述活动的，吊销其执业证书；国家工作人员参与上述活动的，依法给予撤职、开除的处分。

② 从事人体器官移植手术的医务人员违反《移植条例》的规定，泄露人体器官捐献人、接受人或者申请人体器官移植手术患者个人资料的，依照《中华人民共和国执业医师法》（2009 年修订）或者国家有关医务人员管理的规定予以处罚。

③ 医务人员有下列情形之一的，依法给予处分；情节严重的，暂停其 6 个月以上 1 年以下执业活动；情节特别严重的，吊销其执业证书：

• 未经人体器官移植技术临床应用与伦理委员会审查同意摘取人体器官的。
• 摘取活体器官前未依《移植条例》规定履行说明、查验、确认义务的。
• 对摘取器官完毕的尸体未进行符合伦理原则的医学处理，恢复尸体原貌的。

④ 医疗机构有下列情形之一的，对负有责任的主管人员和其他直接责任人员依法给予处分；情节严重的，撤销该医疗机构人体器官移植诊疗科目登记，且 3 年内不得再申请人体器官移植诊疗科目登记：

• 不再具有《移植条例》规定的条件，仍从事人体器官移植的。

● 未经人体器官移植技术临床应用与伦理委员会审查同意，作出摘取人体器官的决定，或者胁迫医务人员违反规定摘取人体器官的。

● 未履行说明、查验、确认义务的。

● 对摘取器官完毕的尸体未进行符合伦理原则的医学处理，恢复尸体原貌的。

⑤ 从事人体器官移植的医务人员参与尸体器官捐献人的死亡判定的，暂停其 6 个月以上 1 年以下执业活动；情节严重的，吊销其执业证书。

3. 刑事责任

① 违反《移植条例》的规定，有下列情形之一，构成犯罪的，依法追究刑事责任：

● 未经公民同意摘取其活体器官的。

● 公民生前表示不同意捐献其人体器官而摘取其尸体器官的。

● 摘取未满 18 周岁公民的活体器官的。

② 国家机关工作人员在人体器官移植监督管理工作中滥用职权、玩忽职守、徇私舞弊，构成犯罪的，依法追究刑事责任；尚不构成犯罪的，依法给予处分。

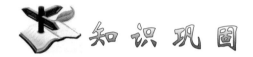

单项选择题

1.《侵权法》第七章将医疗行为引发的民事责任定名为（   ）。

   A. 医疗损害责任   B. 医疗事故责任

   C. 医疗差错责任   D. 医疗错误责任

2. 根据《侵权法》第 54 条之规定，医疗侵权责任的归责原则是（   ）。

   A. 过错责任原则   B. 过错推定责任原则

   C. 无过错责任原则   D. 公平责任原则

3. 根据《侵权法》，（   ）必须要取得患方的书面同意才能够实施医疗行为。

   A. 任何诊断活动   B. 任何治疗活动

   C. 实施手术、特殊检查、特殊治疗时   D. 仅在实施手术时

4. 法律规定应当向患者告知真实病情，但在保护性医疗情况下不宜向患者说明时，应当（   ）。

   A. 只能向患者的配偶说明   B. 向患者的近亲属说明

   C. 向患者的单位领导说明   D. 向患者所在街道办事处说明

5. 因抢救生命垂危的患者等紧急情况，不能取得患者或者其近亲属意见时，经（   ）批准可以立即实施相应的医疗措施。

   A. 主治医生批准   B. 所在临床科室的主任批准

   C. 医疗机构负责人或者授权的负责人批准   D. 医疗机构职工代表大会批准

6. 活体器官接受人与捐献人应有特定的法律关系，不包括（   ）。

   A. 配偶关系   B. 直系血亲

   C. 师生关系   D. 由于帮扶等形成的亲情关系

E. 三代以内旁系血亲关系

7. 医疗损害责任的承担主体是（　　　）。

　　A. 医疗机构
　　B. 医务人员
　　C. 医疗机构和医务人员
　　D. 医疗机构或医务人员

8. 药品不合格导致患者损害时，患者可以（　　　）。

　　A. 向药品生产厂家索赔
　　B. 向药品运输厂家索赔
　　C. 向医疗机构索赔
　　D. 向生产者、医疗机构索赔

9. 患者根据《侵权法》第61条要求查阅复制病历资料时，医疗机构（　　　）。

　　A. 应当提供
　　B. 可以提供
　　C. 应当不提供
　　D. 可以不提供

10. 医疗机构侵犯患者隐私权时，以下说法正确的是（　　　）。

　　A. 无论患者有无损害结果，都应当承担侵权责任
　　B. 只有在造成患者损害时，才应当承担侵权责任
　　C. 只有造成患者严重躯体损害时才承担侵权责任
　　D. 只有造成患者精神病时才承担侵权责任

11. 国家免费给予抗病毒治疗对（　　　）人群适用。

　　A. 农村居民和城镇未参加基本医疗保险的经济困难人员中的艾滋病患者
　　B. 疫情较重地区经济困难患者常见的机会性感染治疗
　　C. 所有艾滋病患者
　　D. 所有艾滋病病毒感染者

12. 艾滋病病毒主要破坏人体的（　　　）。

　　A. 免疫系统　　B. 呼吸系统　　C. 心血管系统　　D. 消化系统

13. 下列适用于《人体器官移植条例》的有（　　　）。

　　A. 骨髓　　B. 角膜　　C. 肾脏　　D. 细胞

14. 国家实行有计划的预防接种制度，对儿童实行（　　　）。

　　A. 自身储血　　B. 预防接种制度　　C. 预防接种证制度
　　D. 疫苗接种制度　　E. 预检分诊制度

15. 下列属于传染病预防措施的是（　　　）。

　　A. 计划免疫　　B. 封锁疫区　　C. 环境消毒
　　D. 限制集会　　E. 停工停课

16. 《艾滋病防治条例》规定，艾滋病病毒感染者和艾滋病患者应当将其感染或者发病的事实如实告知（　　　）。

　　A. 朋友　　B. 同事　　C. 亲属
　　D. 同学　　E. 与其有性关系者

中篇

护理伦理

第六章　护理伦理概述

【教学目标】

知识目标：
1. 熟悉伦理学与道德的关系、护理伦理学与护理道德的关系；
2. 熟悉护理伦理学的基础理论以及学习护理伦理学的意义和方法；
3. 掌握护理伦理学的研究对象和内容。

能力目标：
1. 能初步对护理实践中的护士行为进行护理评估；
2. 初步具备对护理实践中存在的护理问题进行伦理因素分析的能力。

情感目标：
　　能够养成良好的心理品质和道德品质，树立全心全意为人民健康服务、为护理事业献身的理念。

【本章结构】

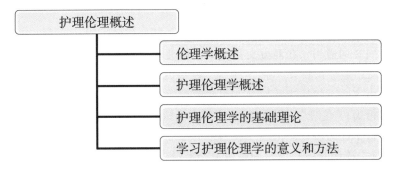

　　伦理学是关于道德的学问。伦理学与职业生活相结合就形成了各门职业伦理学。护理伦理学是研究护理职业道德的科学。学习和研究护理伦理学，培养并实践高尚的护理道德，不仅是护理工作者履行为人类健康服务职责的需要，也是推动护理科学发展，促进社会主义精神文明建设的需要。

第一节　伦理学概述

　　伦理学作为哲学的一个分支，是对人类道德生活进行系统思考和研究的一门科学。而护理伦理学是伦理学和护理学交叉的边缘学科，是伦理学的一个分支。因此，学习和研究护理伦理学，我们首先要掌握有关伦理学、道德、职业道德等基本知识。

一、伦理学的概念

伦理学又称道德哲学，是关于道德的学说，是研究道德的起源、本质、作用、道德规范、道德实践及其发展规律的科学，是道德问题的系统化和理论化。其目的在于规范人们的社会行为，形成适应一定社会、阶级、阶层所需要的道德风尚和精神文明，稳定一定的社会秩序，巩固一定的经济关系。

二、伦理与伦理学

（一）伦　理

1. 伦理的含义

在中国历史上，"伦"和"理"是分别使用的两个概念。在古汉语中，"伦"与"辈"同义，"伦，犹类也"，以"人伦""伦常""天伦"等概念出现，表现人的等级关系和处理这些关系的具体行为规范。将"伦"和"理"合为一个概念使用，最早见于《礼记·乐记》"乐者，通伦理者也"，《说文解字》解释说："伦，从人，辈也，明道也；理，从玉，治玉也。"在这里，"伦"即人伦，指人的血缘辈分关系，转义为人与人之间的关系；"理"即治玉，指整理玉石的纹路，引申为事物的条理、道理和规则；"伦理"是指调整人与人之间相互关系的道理和规则。在西方文化史上，伦理（ethics）一词源于古希腊文（ethos），其含义为习俗、风尚、性格、思想方式。

2. 伦理与道德的关系

伦理和道德这两个概念在中国现代汉语中的词义基本相同，因而日常生活中人们有时也将伦理与道德作为同义词通用；在西方文化史上，伦理和道德在原意上也相近。但在严格的科学论述中，两者之间还是存在较大区别。"道德"是指道德现象，是指经由文化传承而建立和确认了的是非规则，由家庭、学校或宗教等方面的教导或学习而得来的，个人再依据社会所能接受的标准而实施的行为；"伦理"是道德现象的理论概括，归属于道德哲学之下，是针对道德现象进行的系统的、哲学性的研究。伦理一般侧重道德理论，道德则侧重实践，研究道德的学问叫伦理学，而在评价个体的具体行为时则要用道德概念，如在实践中我们常说"这个人不讲道德"，而不说"这个人不讲伦理"。

（二）伦理学

1. 伦理学的形成和发展

人类的道德和道德思想，早在原始社会就已经萌芽；而伦理学作为道德思想的理论化和系统化，它是在人类社会进入奴隶制时代开始形成的。

伦理学是一门古老的道德哲学。自古以来，中外历代思想家均从各自的时代要求和阶级利益出发，围绕着各种社会道德现象进行研究。在人类道德文化发展的优秀成果宝库中，中国以其丰富的伦理思想著称于世。但由于我国古代文化发展和学科分类的特殊性，其道德论述和伦理思想往往与政治、哲学、礼仪交织在一起。中国古代的《论语》《墨子》《孟子》《荀子》等著作中就含有丰富的伦理学思想。孔子（公元前551—前479年）是春秋时期著名的思想家、教育家，也是著名的政治伦理学家。孔子的《论语》记载了他和他弟子的言论，是我国第一本比较系统但未以"伦理学"命名的伦理学著作，它早于亚里士多德150多年；孔子本人则是中国伦理思想史上第一位具有完整理论体系的伦理学家，但在中国历史文献上，"伦理"一词要比古希腊晚出现100年左右。

在古希腊，公元前8世纪左右问世的《荷马史诗》，就相当鲜明地表达了某些伦理观念。后来的一些哲学家如毕达哥拉斯、赫拉克利特、苏格拉底、德谟克利特和柏拉图等，都从不同角度对伦理道德进行了思考和研究。被马克思称誉为"古代最伟大的思想家"的亚里士多德，对古希腊的道德思想和伦理思想的发展做了全面的分析、概括和总结，不仅创造了"伦理学"这个名词，而且第一次写出了具有独立体系并且论证严格的伦理学著作《尼各马科伦理学》，使伦理学成为一门独立的学科。

伦理学在时代的潮流中不断向前发展着，并表现出不同的时代特点。古希腊伦理思想的重点是个人的品性方面，尤其注重行为准则的研究。欧洲中世纪宗教神学占据统治地位，伦理思想的一个重要特征就是宗教和伦理合一，其中，希波克拉底的医德思想就是与基督教普救众生的思想相结合，形成的以宗教观念为轴心的医德观念。自14世纪以后，在资本主义社会不断发展的过程中，形成了更加系统和完整的伦理思想体系。

19世纪40年代，以唯物史观为理论基础的马克思主义伦理思想的形成，是人类道德发展史上的一次深刻变革，使人类社会伦理思想的发展和研究进入了一个崭新的阶段。

2. 伦理学的基本问题

人类的道德现象是极为广泛、复杂的社会现象。伦理学在研究和探讨的过程中，涉及的范围很广，要解决的问题很多，但其中最基本的问题就是道德和利益的关系问题。道德和利益的关系问题包括两个方面的内容：一方面是经济利益与道德，何者为第一性、何者为第二性，谁起决定作用，有无反作用、谁起反作用的问题；另一方面是个人利益和他人利益、社会整体利益谁服从谁的问题。之所以要把道德和利益的关系问题规定为伦理学的基本问题，是基于以下两点考虑：首先，它制约着伦理学其他一系列问题的解决，抓住道德和利益关系加以论证，既能说明社会道德生活领域的一切具体、丰富的内容，也能在意识形态上构建伦理学的完整体系；其次，它是任何阶级的伦理思想家或伦理学派都不可避免要碰到和必须回答的问题。对这一问题进行不同回答，就形成了不同的道德体系及相应的原则和规范，也规定着不同道德活动的标准、方向和方法。

3. 伦理学的类型

伦理学可分为规范伦理学和非规范伦理学。

（1）规范伦理学：分为义务论和价值论两大类

义务论主要分析行为是否应当做、是否正当，该做的事就应像所担负的义务，义不容辞地去完成。义务论分为道义论和功利论。道义论强调所采取的行动是对是错，应根据其内在本质与道德原则的一致性以及行动的原因而定，它着重于行为本身的正当性，不太在意行为本身的价值及其导致的结果。功利论强调所采取的行动是对是错应根据行为所产生的效果而定。效果越好，受益人数越多，即表示价值越高，它坚持把行为的价值与效果作为最重要的评价标准，认为履行义务必须考虑客观条件及其效果。目前医务人员在医护照顾过程中所面临的伦理问题，大都可运用义务论来解释。

价值论主要分析人们行为善恶之价值观。价值论可分为道德价值论和非道德价值论。道德价值论主要分析人们的美德与邪恶。非道德价值论主要分析事物或行为效果的好坏。

（2）非规范伦理学：分为描述伦理学和理论伦理学两大类

描述伦理学，是指对道德行为和信念体系或理念及某种道德行为在社会中的差异进行经验性描述和再现的伦理学，又称记述伦理学，它通常是对目前或以后的社会情形进行叙述，并以道德或不道德的理由来阐述之。描述伦理学虽不研究行为的善恶标准，也不制定行为准则和规范，但它作为经验基础性学科，避免了规范伦理学片面注重范畴分析和规范罗列的状况，增强了伦理学的科学性和客观性；同时，它还从具体的、客观的角度分析和研究道德，是对规范伦理学关于道德品质分析和研究的补充。

理论伦理学，又称分析伦理学，是指分析道德名词和概念的意义，作出道德判断并加以推理的伦理学。它主要对道德名词，如权利、美德、责任等的意义进行分析，以及对某种行为是否合乎逻辑进行分析，不制定任何道德规范，也不提出任何价值标准，同时对任何道德规范、价值标准采取"中立"立场。虽然它使伦理学丧失了实践性，但它作为一个基础性学科，揭示了道德概念的意义，分析了道德判断的功能，设立了道德逻辑规则，追求和确证了伦理学的科学性和逻辑性，从而丰富和深化了伦理学的研究内容。

三、道德和职业道德

（一）道　德

1. 道德的含义

在中国伦理思想的发展历史上，道德最初是作为两个概念而分别使用的。"道"与"行"的含义相通，引申有事物变化发展规律之意。"德"表示对"道"的认识、践履而后有所得。东汉时刘颐对"德"的解释是："德者，得也，得事宜也。"意思是说，"德"就是把人和人之间的关系处理得合适，使自己和他人都有所得。"道德"作为一个概念始于荀子的《劝学》："故学至乎礼而止矣，夫是之谓道德之极。"这句话的意思是，如果一个人的思想和行为都能符合"礼"的规定，就达到了道德的最高境界，也即完全符合了当时社会的道德准则。

道德是人类社会生活中所特有的，由一定社会经济关系决定的，依靠人们的内心信念、社会舆论和传统习俗维系的，用以调整人与人、人与社会、人与自然的利益关系，并以善恶标准进行评价的原则、规范、心理意识和行为活动的总和。

（1）道德作为一种社会意识形态是由一定的社会经济关系决定的

① 社会经济关系是道德关系的基础。人们的道德观念和行为规范是在一定的物质生产关系的基础上建立起来的。

② 社会经济关系的性质决定道德的性质，决定道德的类型；社会经济关系的变革决定道德类型的变革。

③ 在阶级社会中，道德一般具有阶级性。各个阶级的经济利益不同，道德也就必然不同。

（2）道德是用以调整人们之间以及个人与社会之间关系的社会意识和行为规范

人们生活在社会中，进行着各种活动，形成了复杂的社会关系。为了保障社会生活的正常秩序和个人的正常发展，需要经常调整人们之间以及个人与社会之间的相互关系。道德就是适应社会和个人的需要而产生的。个人的行为若是与他人、与社会无关，其行为并不构成道德问题。个人的行为只要与他人、与社会发生利益关系，也就存在着道德问题。

（3）道德以善恶作为评价标准

人类在精神价值问题上追求真、善、美，反对假、恶、丑。知识价值讲的是"真"与"假"的问题，审美价值讲的是"美"与"丑"的问题，而道德价值讲的则是"善"与"恶"的问题。所谓善的行为，是利于他人、社会幸福的行为，也称道德行为；相反则是恶的行为或不道德的行为。道德评价是以道德或不道德、高尚或卑劣、荣誉或耻辱等，即以善或恶作为评价标准的。

（4）道德是依靠社会舆论、传统习俗和内心信念等评价方式来发挥作用的

道德评价方式与政治、法律的评价方式不同。政治评价一般采用组织鉴定或作出文字结论、形成决议等方式，法律评价（审判）通常按起诉、调查、审讯、定案、宣判等程序和方式进行，两者皆具有一定的强制性。而道德的评价方式，包括社会舆论、传统习俗和内心信念等均属非强制性力量。

2. 道德的结构

道德是由道德意识、道德关系和道德活动等基本要素构成的系统。

道德意识是对一定社会道德关系、道德活动的认识和理解，是在道德活动中具有善恶价值取向的各种心理过程和观念。它由道德规范意识和道德思想意识两个因素构成。

道德关系是指一定的道德意识，特别是一定社会或阶级的道德原则和规范支配下形成的，并以某种特有的活动方式而存在的特殊的相对稳定的社会关系体系。

道德活动是指人们依据一定的道德观念、道德原则和规范所进行的各种具有善恶意义的行动。

构成道德的三个要素是相互联系、相互制约的。道德意识是道德关系形成的思想前提，又是道德活动的支配力量；道德关系是道德意识的现实表现，又是以道德活动为载体，并规定着人们的道德活动；道德活动是道德意识形成的现实基础，又是道德关系得以表现、保持、变化和更新的重要条件。

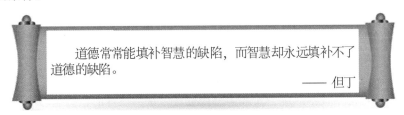

道德常常能填补智慧的缺陷，而智慧却永远填补不了道德的缺陷。

—— 但丁

3. 道德的功能

道德的功能是多种多样的，它主要有以下功能：

① 调节功能。道德是社会矛盾的调节器。人生活在社会中总要和自己的同类发生这样那

样的关系。因此，不可避免地要发生各种矛盾，这就需要通过社会舆论、风俗习惯、内心信念等特有形式，以道德的善恶标准去调节社会上人们的行为，指导和纠正人们的行为，使人与人之间、个人与社会之间的关系臻于完善与和谐。道德调节的目标是推动人们的行为实现从"现有"到"应有"的转化。

② 导向功能。道德是人类前进的风向标。人类在追求真、善、美的天性和良心的指引下，不断认识社会产生、发展、变化的一般规律和特殊规律，勾画人类最终将要到达的理想的、美好的未来世界，而道德在整个追求的过程中为人类的实践活动确立了行为选择的正确方向，指明了前进的目标。

③ 教育功能。道德是催人奋进的引路人。它培养人们良好的道德意识、道德品质和道德行为，树立正确的义务、荣誉、正义和幸福等观念，使受教育者成为道德纯洁、理想高尚的人。

④ 激励功能。道德是自我完善的催化剂。它激发人的道德情感、道德意志，去避免恶行，坚持不懈地追求善的行为。道德激励人们不断把现实中的"我"提升为理想中的"我"。

⑤ 认识功能。道德是引导人们追求至善的良师。它教导人们认识到自己对家庭、对他人、对社会、对国家应负的责任和应尽的义务，教导人们正确地认识社会道德生活的规律和原则，从而正确地选择自己的行为和生活道路。

（二）职业道德

1. 职业道德的含义

职业道德是道德的一个特殊领域，是一般社会道德在职业生活中的具体体现。

所谓职业道德，是所有从业人员在职业活动中应该遵循的行为准则，涵盖了从业人员与服务对象、职业与从业人员、职业与职业之间的关系。

任何一种职业活动必然会发生职业内部或职业之间的各种联系。为了正确处理和调整这些职业关系，每一个从业人员必须拥有职业所特有的道德意识，遵循职业所特有的行为准则和规范，即必须遵循职业道德。职业道德和价值准则永远是从业人员必须具备的素质，是从业人员干好本职工作的首要条件。

随着现代社会分工的发展和专业化程度的增强，市场竞争日趋激烈，职业道德在整个社会道德体系中占有越来越重要的地位。

2. 职业道德的特征

职业道德是在特定的职业实践中形成和发展的，因此，它除了具有社会道德的一般特征外，还有其自身的特征：

① 职业性和适用性。职业道德体现着不同职业的特殊道德，有多少职业就有多少种职业道德。随着社会的不断发展、科学技术的不断进步、新兴职业的不断产生，与之相适应的职业道德就不断出现。但是，某种职业的特殊道德规范只适用于本职业从业人员的思想和行为，对其他职业从业人员可能不仅不适应，而且还可能被认为是不道德的，甚至可能还与社会公德相矛盾。

② 阶级性和共同性。职业道德在阶级社会中往往更为集中地反映着一定阶级的道德面貌和道德要求，具有阶级性。职业道德虽然具有特定的职业特征，但在不同的社会条件下仍存在着某些相同的因素或相似的东西，即具有共同性。

③ 稳定性和连续性。任何职业道德一经形成，便较一般社会道德具有更强的稳定性和连续性。一方面，由于人们长期从事某种特殊的职业活动，便形成了某种特定的职业心理和职业习惯以及职业观念和行为规范，并在本职业中世代相传；另一方面，职业道德虽然要随着社会的发展变化而发展变化，但是，后一社会发展阶段中的职业道德总是前一社会发展阶段职业道德的继续和发展。许多职业道德将通过职业习惯一代代延续下去，形成职业传统。

④ 具体性和多样性。由于职业分工是具体的、多样的，职业道德必然是具体的、多样的。各行各业都有具体的职业道德。同时，职业道德都是从本职业活动的实际出发的，适合从业人员的接受能力，通常用规章制度、守则、公约、须知、誓词、承诺、条例等多种形式去概括出具有鲜明职业特色的道德规范。这些道德规范从文字到内容上都十分具体、简洁、明确。

3. 职业道德的作用

职业道德是重要的社会精神力量，它对社会的发展、物质文明和精神文明的建设都具有极为重要的作用。

① 职业道德建设是社会主义道德建设的突破口。人们崇高的道德品质的形成主要依靠在职业和生活实践中学习和锻炼。职业道德教育是造就有理想、有道德、有文化、有纪律的一代新人的具体而有效的途径。

② 职业道德建设是实现社会主义现代化的有力保证。良好的职业道德能帮助人们充分认识到自己的社会责任，从而热爱本职工作，忠于职守，积极努力地工作，自觉为社会主义现代化建设多做贡献。

③ 职业道德建设是改善社会关系、改造社会风气的推动力。良好的职业道德能促使人们紧密协作、互相服务，整个社会链条就会形成协调、健康、团结的良性循环状态，势必会改善社会风气，推动社会主义精神文明建设。

案例讨论

某县医院急救中心接 120 通知外出接诊。医护人员到达现场后得知，患者因查出 HIV 阳性而失去对生活的信心，极度苦恼，三天后，便吞服大量农药欲自杀，现已处于昏迷状态。医护人员做了必要的现场处理后，立即给患者吸氧、输液，并将其抬上救护车送回医院抢救。由于情况紧急，车速较快，救护车在一山坡转弯处与其他车辆会车时不慎跌下山坡，司机被变形的车体卡住不能动弹，其他人员全部被甩出车外。护士头脑清醒，伤势较轻，但手和身体多处有明显外伤。她站起后发现医生和陪同家属均受重伤，难以活动，中毒患者明显腿骨骨折，大量血液浸透衣服，疑似动脉破裂。护士急忙打电话通知医院，同时准备现场抢救。然而当她准备救治距离自己最近、伤势最重的中毒患者时，突然想到他是一个艾滋病病毒携带者。此时，职业操守和本能的自我防卫意识发生了冲突，她该如何处理？

第二节　护理伦理学概述

一、护理伦理学的概念

护理伦理学是研究护理职业道德的科学，是运用一般伦理学原理去解决护理科学发展中，特别是护理实践中护理人员与他人、护理人员之间、护理人员与社会之间关系的护理道德意识、规范和行为的科学。简言之，护理伦理学是研究护理人员在为患者、为社会提供服务的过程中应当遵循的道德原则和规范的科学。它是伦理学的一个分支，是护理学和伦理学交叉的边缘学科。

护理伦理学有其特定的研究对象和丰富的研究内容，并与相关学科相互渗透、相互影响，既有联系，又有区别。

二、护理伦理学的研究对象和内容

（一）护理伦理学的研究对象

护理伦理学的研究对象是护理道德，护理道德包括护理道德现象、护理道德关系及护理道德的发展规律。

1. 护理道德现象

护理道德现象是指护理领域中普遍存在的各种道德关系的具体体现。它主要包括护理道德的意识现象、规范现象和活动现象三个部分。

> **知识链接**
>
> ### 克里米亚战场上的奇迹
>
> 　　1854—1856 年，英、法、土耳其、俄等国在克里米亚交战，当时英国的战地医院管理不善，条件极差，又没有护士护理伤病员，伤病员的死亡率高达 50% 以上，英军伤亡惨重。南丁格尔主动申请前往战场担任看护工作。在英国政府的同意下。她亲自带领 38 名妇女救护员开赴前线。她以卓越的领导才能、精湛的护理技术和忘我的工作精神开创了医疗护理的新局面，使原来仅能容纳 1 700 名伤员的医院，经充分利用后可收容 3 000~4 000 名伤员。在短短半年的时间里，伤病员的死亡率下降到了 2.2%（《英国百科全书》，1979 年版），创造了战争史上的奇迹。士兵们都称呼她为"提灯女士"。

护理道德的意识现象是指护理人员在处理护理道德关系实践中形成的心理以及护理道德思想、观念和理论的总和。

护理道德的规范现象是评价护理人员行为的道德标准，是判断护理道德活动善与恶、荣与辱、正义与非正义的行为准则。

护理道德的活动现象是指在护理领域中，人们按照一定的伦理理论和善恶观念而采取的伦理行为、开展伦理活动的总和。

2. 护理道德关系

护理道德关系是指在护理领域中由经济关系决定的按照一定的道德观念形成的人与人、人与社会的护理关系。它主要有以下几类关系。

（1）护理人员与患者的关系

护理人员与患者之间的关系简称护患关系，它是护理工作中最基本、最首要的关系。护患关系中的患者既包括患者本人，也包括患者的亲属。护患关系实质上就是服务和被服务的关系。这种关系是护理伦理学的核心问题，也是主要研究对象。作为临床护理工作者，处理好护患关系，对提高医疗及护理质量意义重大。护患关系的和谐美满与否，直接关系到患者生命的安危、医院信誉的高低、精神文明的创建乃至社会秩序的稳定。随着社会的进步，人们对护理的期望值也随之提高，对护理人员的要求也越来越高。这就要求从事护理工作的人员要不断学习，进一步增强法治观念和道德观念，急患者之所急，想患者之所想，以精湛的技术和高尚的品质，全心全意为患者做好服务工作。

（2）护理人员与其他医务人员的关系

护理人员与其他医务人员之间的关系，简称医护关系。这里的医，主要是指医生、医技人员、医务管理人员以及后勤人员，医务人员和护理人员构成一个多方面、多层次的院内"网络"关系。医护人员之间应当相互尊重、相互协作，共同做好医疗保健工作。这种内部关系处理得好与坏，同样会影响到医疗、护理质量，乃至医院整体在社会中的形象，因此应高度重视。

（3）护理人员与社会的关系

护理人员与社会有着千丝万缕的联系。所有的医疗、护理活动，都是在社会这个载体上进行的，护理工作是崇高而神圣的。护理活动不仅关系着患者及其家属的利益，而且关系着社会的利益。当患者的个人利益与社会公共利益发生矛盾时，如计划生育、严重缺陷新生儿的处理、卫生资源的分配、传染病控制、安乐死等，如果不从整个社会利益着眼，护理人员就很难进行行为的选择，也很难确定其行为是否合乎道德规范。因此，护理人员在为患者康复、为社会保健服务的过程中，不仅要照顾患者的局部利益，更要照顾到整个社会的公共利益。当患者的局部利益与社会的公共利益发生矛盾时，绝不能顺应某个人的旧观念而损害社会的公共利益，要从国家、社会的公共利益出发，认真研究和处理好与社会的关系。

（4）护理人员与医学科学研究的关系

现代科学技术已广泛应用到临床、诊疗、护理、预防和保健康复等医学领域，它既给人类带来了福音，也给人们提出了许多需要思考和研究的伦理问题，如人工生殖技术、基因诊断和基因治疗、器官移植、人类干细胞研究等，都迫切需要医学工作者去认真研究，在伦理道德上给予规范和评价。只有这些伦理问题解决好了，才更有利于满足患者的利益，促进医学科学的发展，推动社会的前进。因此，护理人员必须本着对患者利益、对社会公共利益、对医学科学发展高度负责的态度，深入实际，调查研究，积极参与护理伦理学研究，努力促进护理科学的发展。

3. 护理道德规律

护理道德规律是指隐藏在护理道德现象之间的内在的、本质的、必然的联系。护理道德起源于护理实践的客观需要，并随着护理实践的发展而发展。护理道德的产生、变化、发展有着自身的规律性。比如，有什么样的护理道德思想和观念，就会有什么样的护理道德行为标准，进而就会产生什么样的护理行为，也会直接影响到各种护理关系。护理伦理学的任务之一就是发现、认识护理道德的发展规律，这将有助于我们利用规律，在护理实践和护理研究中少走或不走弯路。

（二）护理伦理学的研究内容

护理伦理学研究的内容十分广泛，一般来说，只要是涉及与护理有关的伦理问题均属于护理伦理学的研究范围。目前，主要研究的内容包括以下四个方面：

① 护理道德的基本理论。包括：护理道德的产生、发展及其规律；护理道德的本质、特点及其社会作用；护理道德的理论基础。

② 护理道德的基本原则、规范和范畴。包括：社会主义护理道德的基本原则及临床诊疗活动中的护理道德原则，护理人员与医、患、护等人员之间的基本道德规范，护理人员在不同领域（医疗、教学、科研等）、不同护理方式（基础护理、责任制护理、自我护理等）和不同学科（儿科、内科、外科、妇产科等）的具体道德规范，临终护理和尸体料理中的特殊道德规范，护理道德的基本范畴。

③ 护理道德实践活动。包括护理伦理决策、监督、评价、考核、教育和修养等。

④ 护理道德难题和困境，是指在护理实践中，因推行新技术或开辟新的领域而产生的难以运用现有的护理道德规范解决的道德问题。包括在人工生殖技术、基因技术、器官移植、稀有卫生资源分配、处理安乐死和尊严死等方面产生的与传统道德有着尖锐冲突的系列道德问题。

三、护理伦理学与相关学科的关系

（一）护理伦理学与护理学

护理学是医学的一个分支，是以自然科学和社会科学理论为基础，研究维护、促进、恢复人类健康的护理理论、知识、技能及其发展规律的一门综合性应用科学；护理伦理学是研究护理道德的科学，是揭示人们在探索人类生命、与疾病做斗争的过程中，人们相互关系的道德准则与规范的一门应用性科学，是护理学与伦理学相结合的一门边缘科学。二者的区别是：护理伦理学以护理道德为研究对象，而护理学以人的健康问题为研究对象。二者的共同点是：护理伦理学围绕护理学进行研究，它主要研究护理领域中如何处理好各种护理关系，护理伦理学和护理学都是以维护和增进人类健康为目的。

（二）护理伦理学与护理心理学

护理伦理学与护理心理学是"姊妹学科"。护理伦理学是对护患关系、护际关系等伦理道德的研究。护理心理学则是研究护理工作中心理学问题的科学，它研究护理者与护理对象的心理问题，并以护理学的理论与方法去解决护理过程中出现的有碍健康恢复的心理活动。二者研究的侧重点不同。护理心理学研究心理因素在人类健康与疾病的相互转换过程中的作用和规律，护理人员据此施行有效的心理护理，以维护和增进人类健康。二者的联系是：一方面，护理心理学离不开护理伦理学，因为护理心理学对患者心理的了解和研究，必须以良好的护患关系为前提，而良好的护患关系的建立有赖于护理心理工作者高尚的护理道德，同时，护理伦理学的发展还不断向护理心理学提出新课题，推动护理心理学的深入和发展；另一方面，护理心理学的发展不断为护理伦理学的研究提供重要的心理依据，支持并推进着护理伦理学研究的深入。

（三）护理伦理学与社会学

护理伦理学和社会学有不同的研究对象和内容。社会学主要研究社会良性运行、协调发展的条件和机制，包括护理领域的各种社会现象和社会关系。护理伦理学着重研究护理实践中的人际关系和行为规范，并以历史与逻辑、批判与继承等方法，揭示护理道德的意识现象与活动现象的特点和规律，协调各种医学、护理道德关系。护理伦理学和社会学二者是紧密相连的。护理伦理学的研究必然涉及许多社会性问题，如卫生资源的分配、护理改革、患者与社会的利益关系等问题；社会学的研究也会涉及护理伦理道德问题，如护理关系道德问题等。因此，二者的研究是相互支持、相互补充的，并且二者的基本目标和使命是一致的，最终都是为了人类的健康和发展。

（四）护理伦理学与卫生法学

护理伦理学和卫生法学都是调节人们行为的准则和规范，其目的都是为了维护社会正常秩序，保证医疗护理实践活动的顺利进行。虽然二者都是以规范的形式出现，目的一致，但起作用的方式及研究的对象不同。护理伦理学主要是通过社会舆论、传统习惯和人们的内心信念发挥作用的，其特点是从道德的角度进行观念约束和行为调整，不具有强制性。卫生法学则是运用法学理论和原则，研究解决护理理论和实践中与法律相关的一门护理学和法学交叉的学科，它侧重研究护理理论和实践中引申出的一些法律问题，使医疗事故和医疗纠纷等按照相应的法律得到仲裁，其特点是通过法律手段，使医学中许多超越伦理的问题得到强制性的制约和无条件地依法解决。由此可见，护理道德作用的范围要比卫生法学广泛得多，因为在医疗护理实践中发生的许多问题虽然影响很坏，但尚未触及法律，这些问题只能受到护理道德的谴责，而卫生法学则无能为力。但是，二者在功能上是互为补充的，凡是法律要惩罚的，都是护理道德所要谴责的；凡是不符合护理道德规范的行为，都是卫生法学所反对的。

（五）护理伦理学与护理美学

护理美学的研究对象是护理职业中的美与丑，是在为患者、为社会提供服务的过程中，护理人员、患者和社会人群三者之间的审美关系及由此产生的护理审美意识、审美实施、审美评价和审美教育等。护理伦理学是论述护理职业道德的科学，主要研究和探讨护理人员行为的善与恶。因此，二者是有区别的。但是人类行为的善与恶、美与丑是有着内在联系的。护理伦理学对护理道德原则、规范的研究和护理行为的评价，需要美学以正确的审美观念进行理解和判断；而审美观念和审美标准的确定，又需要以正确的社会道德进行领悟。护理伦理学要求护理人员履行道德义务时，力求从美学角度去体验并满足服务对象的审美需要，以提高护理质量。

而美又以善为基础，以科学的真为依据。护理行为要力求达到真、善、美的统一。

此外，护理伦理学与教育学、人际沟通学等也有着广泛的联系，护理伦理学的发展离不开这些学科提供的理论成果，而护理伦理学的研究成果又给这些学科的发展以理论支持，它们彼此间相互渗透、相互补充，但又不能相互替代。

第三节　护理伦理学的基础理论

任何一门学科的建立都有一定的基础理论作支撑。护理伦理学就是在生命论、人道论、美德论、道义论、功利论等基础理论的指导下建立发展起来的。因此，学习和研究护理伦理学，我们必须理解和掌握这些理论。

一、生　命　论

生命论是关于人的生命的本质和意义的理论。医疗卫生实践活动如何认识生与死，怎样处理生与死的矛盾？人类对生命的认识经历了漫长的历史过程，由生命神圣论发展到生命质量论和生命价值论，现归纳为生命神圣论、生命质量论和生命价值论三种观点。

（一）生命神圣论

生命神圣论是人对自身生命认识的一种伦理观念，它强调人的生命神圣不可侵犯，具有至高无上的道德价值。生命神圣论认为，生的权利是人的基本权利。它强调无论在什么情况下都要尊重人的生命，重视和保护人的生命，一切人为终止生命的行为都是不道德的。

知识链接

《黄帝内经》的生命观

我国现存最早的一部医书《黄帝内经》中说："天覆地载，万物悉备，莫贵于人。"我国唐代大医学家孙思邈在《备急千金要方》中说："人命至重，有贵千金。"总之，人之情都是喜生而厌死。传统医德基于对生命神圣的认识，要求医生无论在任何情况下，对任何患者都要"一心赴救"，以维护患者的生命为准则。这种最朴素的传统医学道德思想至今对人们仍有深刻的影响。

生命神圣论在人类及其思想的发展史上具有重要价值，它促进了人类的繁衍兴旺，推动了医学的发展，奠定了医学人道主义理论形成和发展的思想基础。不可否认，生命是宝贵的、神圣的，当人的生命遭到疾病侵袭或面临死亡威胁时，要求医护人员应该以关心、尊重和爱护患者的生命为自己的基本责任，同情患者，竭尽全力挽救患者的生命，这是人类最基本的愿望，也是医学、护理学的基本任务。正是这种道德传统使医学、护理学乃至医生和护士不同于其他职业，赢得了人们的普遍尊敬。

就人类整体而言，生命无疑是神圣的，绝不允许随意践踏。而就每一个具体的生命来说，则需要做具体分析。当一个生命在目前的医学条件下无法救治，已濒临死亡不可逆转，自身还遭受肉体和精神的痛苦折磨，这样的生命还需要全力救治吗？还需要不惜一切代价救治吗？社会、家庭、个人有能力承担吗？在医学科学高度发展的今天，通过医疗技术可以维持人的生物生命，而对于人格生命，尤其是人的主体意识将永久性丧失的生命，是否还应该不惜一切地救治？这种在现代医学技术保护之下的"无效生命"的存在与社会资源合理分配之间的矛盾的激化，以及现代生物医学技术操纵生命、优化生命能力的提高，导致生命神圣的理论受到了严峻的挑战。遵循道义主义的生命神圣理论，结果必然是偏重生命的数量而不顾及生命的质量。

（二）生命质量论

生命质量论是自遗传学和优生学等学科兴起而出现的以人的自然素质的高低、优劣（如器官功能、智商、全身状态等）为依据，衡量生命对自身、他人和社会的存在价值的一种伦理观念。它认为人的生命不能等量齐观，不同的生命质量对社会的影响和意义不同，人们不应单纯追求生命的数量，而应更加关注生命的质量，增强和发挥人的潜能，因此应当有区别地对待人的生命。对生命质量低下的人，没有义务加以维持和保存。

知识链接

生命质量的标准可分为 3 个基本层次：

1. 主要质量，指个体的身体和智力状态，也可称为人性素质，这是区别正常人和不健全人的标准。这个标准把无脑儿、痴呆、先天愚型等视为非人素质，生命质量低到不应维持下去的程度。

2. 根本质量，指生命的目的、意义及与他人在社会、道德上的相互作用。有时可以用痛苦和意识丧失来衡量，如严重脊柱裂的婴儿、极度痛苦的晚期癌症患者和不可逆的昏迷患者等都丧失了生命的根本质量。

3. 操作质量，即利用智商、诊断学范围的标准来测定智能、生理方面的人性质量。如有人用智商来评价人性素质，把智商低于 30 者看作是心理缺陷较为严重的人，而把智商高于 140 者看作天才，而低于 20 者则不具备一个人的基本标准。

生命质量论的出现对推动社会和医学的进步是积极而有重要意义的。生命质量论没有停止在以保证生命数量为特征的生命神圣论阶段，对生命的存在提出优质的要求，这无疑是一个重大的进步。它表明人类追求自身完美的认识已经进入到自觉的时代，认识到人口素质事关人类的命运、民族的兴衰、国家的前途。追求生命质量是人类理性的选择。它为社会的人口政策、环境政策、生态政策的决策，为高新技术的使用和推广带来的一系列问题的抉择以及为人们和医护人员面对不同生命质量的患者采取或延长或维持或缩短或结束生命等措施提供了理论根据。它促进医护人员追求高质量的生命。

但生命质量论只就人的自然素质谈论生命存在的价值，有其局限性。事实上，有的人生命质量很高，而其存在价值很小，甚至是负价值；有的人生命质量较低，而其存在价值很大，甚至超过常人。这就是生命质量论不太合理、不太科学的一面。

（三）生命价值论

生命价值论是以人具有的内在价值与外在价值的统一来衡量生命存在意义的一种伦理观。它是伦理学的价值理论在生命问题上的一种应用，是在伦理学的价值理论指导下形成的一种新的伦理观。

生命价值是由生命的内在价值与外在价值共同构成的。内在价值，是指生命本身的意义，表现为生命的生物属性。生命本身的质量决定生命的内在价值。生命质量高则内在价值就大。外在价值，是指生命的存在对他人、对社会、对家庭所具有的意义，表现为生命的社会属性。生命的内在价值与外在价值相互联系、密不可分。内在价值的高低影响外在价值发挥的大小，有时甚至决定外在价值的表现与发挥；外在价值既是内在价值的反映和体现，也会影响内在价值，不断丰富内在价值。生命的外在价值影响并决定人的生命价值。一般而言，人的生命价值主要是通过其外在价值来体现的，即看他对人类进步事业的贡献。爱因斯坦曾说："一个人的价值应当看他贡献什么，而不应当看他取得什么。""一个人对社会的价值首先取决于他的感情、思想和行动对增进人类利益有多大的作用。"一个人对集体、对社会的贡献越大，他的生命价值就越高。

综上所述，现代生命论就是从生命的神圣论、质量论和价值论的辩证统一中去看待生命，即应当在生命的价值和质量的基础上去维护人的生的权利，去维护生命的神圣和尊严。这种生命观使医护道德观念从传统的维护生命的格局，上升到提高生命质量和价值的格局，使医护道德的目标从关注人的生理价值和医学价值，扩展到关注人的社会价值，从而为计划生育、优生优育等提供了道德论证，也为处理临床工作的一系列难题，如不可逆转患者的抢救、器官移植、严重缺陷新生儿处置、节育技术的推广、安乐死的运用等提供了新的思路。

同时，生命神圣论、生命质量论以及生命价值论三种观点的出现，表明了人类在对自身生命的认识方面正在不断深入，也体现了人类对生命的认识逐步由孤立、片面发展到从更全面的社会角度去认识生命存在的意义，这是人类认识自我的质的飞跃。

二、美 德 论

美德通常是指人的道德品质，是一定的社会道德原则和规范在个人思想和行为中的体现，是一个人在一系列的道德行为中所表现出来的比较稳定的特征和倾向。

美德论又称德性论或品德论，是研究做人应该具备的品格、品德的理论。

护理美德，是护理人员在长期的医疗实践中不断实践、锻炼而逐渐形成的一种稳定的行为品质。护理美德是护理道德行为的客观内容，护理道德行为则是护理美德的外部表现。

医护人员在长期的医疗实践中，继承和培养了许多高尚的医德品质，主要包括以下几方面。

（一）仁　慈

仁慈，即仁爱慈善。仁慈是人的基本美德，更是护理人员应努力修养和履行的首要的职业道德品性。仁慈要求护理人员对患者怀有恻隐之心，同情、尊重、关心患者，热情为患者服务，实践医学人道主义。

（二）诚　挚

诚挚，即热爱并潜心于护理事业，忠诚服务对象，诚心维护服务对象的健康利益，一切为了患者，并具有实事求是的作风，敢于承担责任，勇于纠正错误。

①　医护人员要忠诚于医学科学、潜心于医学事业。医学科学本身要求医护人员要诚挚。古代名医认为，医学本是活人生命之术，不是诚心为人治病的人不要教他，不是忠于医学职业的人不要教他。历代不少医家，为了医学事业不怕艰苦，不为名利，甚至献出了宝贵的生命。

②　医护人员要忠诚于服务对象，说真话，办实事。医护人员具有诚挚的品德，才能建立和谐的医患关系，取得患者的信任和配合。医护人员任何时候都要积极维护服务对象的利益，尊重其权利；同时要敢于同损害患者利益的现象做斗争，不言过其实，不隐瞒欺骗。

（三）严　谨

严谨，即具有严肃认真的科学态度、周详缜密的思维方法、审慎负责的工作作风。护理工作的服务对象是人，其面临的健康问题及健康需求千差万别。基于医学的这些特点，就要求医护人员必须具有严肃认真的工作作风、表里如一的做人准则，严格按照医学科学所揭示的客观规律，具体分析每一位患者的情况。

（四）公　正

公正，即一视同仁地对待服务对象，合情合理地处理公私关系和分配卫生资源。在工作中坚持原则，不抱成见，不徇私情，这是护理人员重要的道德品质之一。要求护理人员能够不因年龄、性别、种族、国籍、职务高低、贫富、美丑等差异而有所区别对待，对每一位患者都能做到热心接诊、细心诊断、专心救治。

（五）进　取

进取，即刻苦钻研护理技术，不断更新知识，虚心向同行学习，不断提高护理质量。护理学知识和技术是护理人员实现良好道德愿望的基础，是为人类健康服务的基石。因而勤奋、拼搏、刻苦、努力钻研医护知识和技能是护理人员所必须具备的优良品德。

（六）协 作

协作，即在工作中能与其他医务人员密切配合、互相尊重、互相支持、齐心协力，并勇挑重担。医护环境中的医疗、护理虽然是两门独立的学科，但却息息相关、密不可分，只有医护人员密切配合、携手合作，才能共同提高医护水平。护理人员之间也应在明确分工的基础上，本着"患者利益至上"的原则，与院内外相关人员协调一致，主动团结协作、密切配合，才能充分发挥团队的优势，使整个医疗、护理活动和谐有序地展开而最终达到最佳的医疗护理效果。

知识链接

护理美德有以下 3 个基本特点：

1. 护理美德与护理道德行为紧密相连。
2. 护理美德是一种自觉意识的行动过程。
3. 护理美德是在护理道德行为中表现出来的稳定特征和倾向。

（七）奉 献

奉献，即不怕苦、不怕累、不嫌脏、不嫌麻烦、不畏困难，勇于牺牲个人利益。护理学是一门圣洁而崇高的职业，忠于护理事业，就要有奉献精神。"健康所系，性命所托……"已成为当代医护人员的誓言。只有奉献，才能够有所收获；只有奉献，才能够有资格索取；只有具备拼搏和献身的精神，才能够不畏艰苦、勇往直前，最终取得成功。

（八）廉 洁

廉洁，即办事公道，作风严谨正派、不图谋私利。不以医疗手段谋取个人私利，是医学的优良传统，医护人员是受人民的委托履行"救死扶伤"这一神圣职责的，防病治病、救死扶伤是医护人员应尽的道德义务。因此，医护人员应该廉洁自身，不贪私利，切不可以医谋私。

护理道德品质的培养和形成是一个长期的循序渐进的过程。它离不开一定的社会环境和物质条件，离不开系统的护理道德教育和护理实践环境的陶冶，更离不开个人的自觉锻炼和改造。它是一个客观条件与主观努力相互作用的过程。因此，护理人员的道德品质不仅要以护理实践为基础，更应以自觉的意志选择为凭借，只有形成坚定的道德信念和态度，才能在医疗护理行为中有比较稳定的、一贯的表现，才能在众多护理行为上自觉地作出最符合伦理道德的行为选择。

三、人 道 论

人道论是研究医学领域内人道主义的一种道德理论。从人类思想史上考察，人道主义有狭义与广义之分。狭义人道主义是指欧洲文艺复兴时期新兴资产阶级反封建、反宗教神学的一种思想和文化活动。广义人道主义则泛指一切主张维护人的尊严、权利和自由，重视人的价值，要求人能得到充分自由发展等思想。医学人道主义是指在医学领域中爱护、关心患者健康，重视患者生命，尊重患者的人格与权利，维护患者利益和幸福的伦理原则。

医学人道主义的内容非常广泛，主要内容是同情、关心、爱护患者，平等负责地对待患者。现代医学人道主义的核心内容包括以下几个方面。

案例讨论

　　王某，男，70岁，食管癌晚期，因"无治疗价值"而被某医院拒之门外。几经周折，患者更显憔悴、消瘦，出现恶液质并伴有频繁的恶心呕吐，进食困难。患者家属因患者异常痛苦及要求延续生命的强烈愿望，抱着一丝希望来到某医院，再三恳求医生收治此晚期癌症患者，并表示愿意为患者支付一切医疗费用，医生出于"人道主义"，将该患者收入院，由此在病区引发了一场该不该收治癌症晚期患者的争论。

　　那么，对癌症晚期患者该不该全力抢救呢？

（一）尊重患者的生命

　　尊重患者的生命是医学人道主义最基本、最根本的思想。这是因为：人与其他事物相比，表现出决定性的价值；人与动物相比，表现出人类学价值；生命是神圣的，人的生命只有一次，不可逆转。从古至今，历代医学家均强调尊重患者的生命，应尽量救治患者的生命，其表现就是要求医护人员加强职业道德责任感，积极救治患者的生命，决不拿患者的生命当儿戏。

（二）尊重患者的生命价值

　　尊重患者的生命价值，指的是不仅要求尊重患者的个体生命，而且要从生命的内外价值统一来衡量生命的意义。例如，对那些已经丧失生命存在意义且不可逆转的患者，医护人员在患者、家属的要求下，终止或撤销治疗是符合人道主义的；相反，不惜一切代价而又达不到医学目的的治疗和抢救，是与当代医学人道主义背道而驰的。

（三）尊重患者的人格

　　每个人均有自己的人格和尊严，理应得到医护人员的尊重与维护，患者也不例外。现代医学人道主义强调对患者的人格和尊严的尊重，这是对人道主义的继承，同时又赋予其新的时代内容。它要求医务工作者要尊重服务对象的人格，尊重其尊严和个性，尤其是对精神病患者、传染病患者以及残疾人等，更应尊重他们的人格，给予真诚的关心、爱护与体贴。

（四）尊重患者平等的医疗权

　　尊重患者的医疗权利是医护伦理学的一个重要内容，也是社会主义医德的一个重要体现。在医学面前人人平等，是医学人道主义所追求的目标，尊重患者的平等医疗权就是对患者不分亲疏远近，一视同仁，平等对待，给予同样的服务。例如，对待战俘的伤病，也应采取必要的医疗措施，以体现医学的人道主义精神。

四、道 义 论

道义论又称道义主义，是关于义务、责任和应当的理论。它强调行为本身的正当性，亦即行为动机之纯正，忽视此行为所带来的结果与价值，其核心在于强调对义务的敬重和无条件服从。在护理伦理学中，道义论主要用于确定护士的行为准则和规范，对护士的行为给予限定，即明确护士的道德责任。

根据具体论证方法不同，一般将道义论分为行为道义论和规则道义论两类。前者认为一个人依靠直觉和信仰能够直接判断应该做什么、不应该做什么；后者是根据道德原则或规则来确定一个人应该做什么、不应该做什么。道义论的主要倡导者康德提出了"绝对良心论"，他认为，一个行为的道德价值就是道义责任。他强调道德的先决条件是自由意志，并认为凡是出于善意或义务感的行为必定是好的，行为的好坏不能凭其后果来判断。

在护理伦理学中，关于护士的道德责任和义务往往反映着护理道德原则和规范对护士的要求，是护理道德他律性的表现。

在护理伦理学中，道义论强调护士对患者的道德责任感，认为护理行为必须具备良好的动机，遵循一定的道德原则，才能对护理道德建设起着积极的作用。因此，护士仅仅了解道德责任还不够，还必须把它变为行为的动机，上升为道德责任感，即完成道德责任的他律向自律的转化。

在道义论的指导下培养了许多具有高尚护理道德的护士，在维护、促进人类的健康以及护理学科的发展中作出了重大贡献。但随着医学科学、护理科学的发展及人们观念的转化，它也暴露出一些局限性，比如：

① 道义论强调护理行为的纯正动机，不重视护理行为本身的价值及其导致的结果，即忽视了行为动机与效果的统一性。

② 道义论是以护患关系为基础，以对患者负责为中心，未肯定对他人、对社会的道德责任，即忽视了对患者尽责任与对他人、对社会尽责任的统一。

③ 道义论强调护士对患者尽责任的绝对性和无条件性，而没有提出患者的责任，即忽视了护患义务的双向性。

五、功 利 论

功利论，又称功利主义，是一种以人们行为的功利效果作为道德价值之基础或基本的评价标准，强调行为实际效果价值的普遍性和最大现实的伦理学说。

现代功利主义的派别很多，其中以行为功利主义和准则功利主义影响最大。行为功利主义主张：行为的道德价值必须根据最后的实际效果来评价。道德判断应该以具体情况下个人行为的经验效果为标准，而不应以它是否符合某种道德准则为标准。准则功利主义主张：人类行为具有某种共同的特性和共同规定的行为，其道德价值以与其相关的共同准则的一致性来判定，因而道德判断不应以某一特殊行为的功利效果为标准，而应以相关准则的功利效果为标准。

护理道德中，功利论是一种主张护理人员的行为应以满足患者和社会大多数人的利益为标准的伦理观。它坚持患者健康的功利、医护人员的功利、医疗卫生单位的功利以及社会功利的统一，坚持医疗卫生单位经济效益与社会效益的统一。

在护理实践中，功利论有助于护士树立正确的功利观，重视患者和社会人群的健康功利，合理利用卫生资源，避免浪费。同时，功利论肯定了护士的正当个人利益，有利于调动护士的工作积极性。但功利论也容易导致以功利的观点看待生命，忽视对生命的尊重，也容易导致偏重经济效益而忽视社会效益的后果。因而，功利思想的应用应注意价值导向的及时调整。

第四节 学习护理伦理学的意义和方法

一、学习护理伦理学的意义

（一）有利于培养和提高护理人员的道德素质

新医学模式和整体护理模式对护理人员的素质提出了全新的、更高的要求，护士道德素质的重要性已越来越凸显。新型合格的护理人才，不仅要掌握科学的现代护理理论和知识以及娴熟的护理技能，还要拥有良好的心身素质和崇高的护理道德品质。只有道德高尚的人，才能正确地、自觉地处理好护患关系、护际关系、护群关系，才能自觉地抵御不正之风的侵袭，认真履行为患者解除痛苦的义务。学习护理伦理学，有助于培养和提高护理人员的道德素质，加深对护理道德规范性的理解，坚定自己全心全意为人民健康服务的信念和决心。

（二）有利于提高护理质量

提高护理质量，既要强调护理技术，也需要护士拥有高度敬业的意识、甘于奉献的精神和高尚的道德品质。良好的护理技术和和蔼可亲的态度可以稳定患者的情绪，坚定患者的治疗信心，使患者自觉与医护人员配合，有利于提高医疗护理质量。当代护理科学的发展日新月异，生物医学模式向生物—心理—社会医学模式转变，功能制护理向整体护理转变，新的医学和护理技术的使用和新的护理领域的开辟，对护理人员提出了更高的道德要求。学习和研究护理伦理学，能提高护理人员的职业责任感和服务意识，引导护理人员在业务上严谨细致、精益求精，在护理领域不断探索、勇于创新，从而提高护理服务质量。

（三）有利于促进社会主义精神文明建设

道德建设是精神文明建设的一个重要内容。护理道德作为一种职业道德，它是整个社会道德体系中的一个重要组成部分。学习护理伦理学，不仅能提高护理人员的道德水平，还能建立起文明的护理行业新风。医疗护理工作是一个特殊的职业，涉及千家万户，关系到每个人的生老病死和家庭的悲欢离合，与人民群众有着密切的联系，具有广泛的社会性。因此，护理人员以精湛的技术和高尚的护理道德，一丝不苟地为患者治疗、护理，不仅能使患者获得安全感、信任感，促使患者早日康复，还可以使患者和家属从高尚的护理道德、优质的服务中得到启迪，受到感染，产生情感上的共鸣，并通过他们把这种情感传递到家庭、单位和社会中，促进全社会的精神文明建设。

（四）有利于推动护理科学的发展

随着医学科学的发展和新的医护技术的应用，过去医学未曾涉及的领域现在成了医务人员活动的舞台，这既给人类带来了福音，同时又出现了道德选择上的困难。例如人工生殖技术，既给不孕不育症男女带来了获得子女的机会，又产生了婚姻、家庭的道德难题，这就促使传统的医护道德观念发生改变，随着新的护理观念的提出和建立，必然推动医学护理科学理论和医疗护理实践的不断发展。

知识链接

南丁格尔与国际护士节

　　1820年5月12日，南丁格尔在意大利的佛罗伦萨城出生。她的父母以此城的名字为她取名。她的父亲威廉·爱德华·南丁格尔毕业于剑桥大学，是一位博学、有文化教养的人。母亲出身于英国望族，不仅家道富裕，并且世代行善。

　　南丁格尔自幼便在家庭里接受教育。不到10岁就能用法语来写日记。17岁以后，她常常利用游览的机会参观修道院、女子学校，还去孤儿院探询慈善事业的情况及经营方法，对护理工作深感兴趣。南丁格尔曾在巴黎大学就读，除古典文学外，还精于自然科学、历史和哲学，擅长音乐与绘画。

　　1849年，南丁格尔在游历埃及后的返回途中，认识了泰德尔·弗利德纳（19世纪德国护理史上颇具影响的人物）夫妇，产生了强烈的护理职业意识。1850年8月，南丁格尔来到向往已久的凯撒斯维斯城，并在弗利德纳夫妇创办的女执事训练所见习2周。1851年，南丁格尔再度前往弗利德纳夫妇所主持的女执事训练所接受培训3个月。1853年，南丁格尔到巴黎"慈善事业修女会"参观考察护理组织和设施。回到英国后，南丁格尔担任伦敦患病妇女护理会监督。

　　在1854至1856年的克里米亚战争中，南丁格尔奔赴战场，她以人道、慈善之心为交战双方的伤员服务。由于在战争期间的卓越贡献，南丁格尔被当时的英国维多利亚女皇授予圣乔治勋章和一枚美丽的胸针，并被视为民族英雄。

　　1857年，在她的努力下，英国皇家陆军卫生委员会成立。1860年，南丁格尔在英国圣托马斯医院建立了世界上第一所正规护士学校。她还撰写了《医院笔记》《护理笔记》等著作，这些著作后来成为医院管理、护士教育的基础教材。由于她的努力，护理学成为一门科学，她的办学思想也由英国传到了欧美及亚洲各国。1883年她被授予英国皇家红十字勋章。

　　1901年，南丁格尔因操劳过度，双目失明。1907年，英国爱德华七世授予南丁格尔功绩勋章，她成为英国历史上第一个接受这一最高荣誉的妇女。1908年3月6日，南丁格尔被授予伦敦城自由奖。1910年8月13日，她在睡梦中离去，享年90岁。

　　南丁格尔终身未嫁，一直致力于护理事业，取得了辉煌的成就，这使她成为19世纪最伟大的女性之一。为了纪念她，1912年，国际护士会（ICN）倡议各国医院和护士学校将每年5月12日定为国际护士节并举行纪念活动，以缅怀和纪念这位伟大的女性。后人一直尊称她为"伤员的天使""提灯女神"。

二、学习护理伦理学的方法

（一）理论联系实际的方法

　　理论联系实际是许多学科最重要而基本的学习方法，也是学习护理伦理学最重要和基本的方法。要想真正学习好、领会透护理伦理学的体系、理论、原则、知识，就必须把理论和实践、知和行有机地统一起来。

　　首先，要认真学习、系统掌握、深刻领会护理伦理学的理论和知识，使自己的道德思想和道德行为有指导依据。

其次，要身体力行，学以致用。只有坚持用理论指导实践，理论和实际相结合，"知"和"行"相统一，把学到的知识贯穿于自己的护理工作实践中，才能更好地理解这门科学，掌握其精神实质，从而自觉树立并实践高尚的护理道德。但同时应注意避免机械地生搬硬套护理伦理学的理论和原则，在实践中应坚持具体问题具体分析、活学活用的方法，建设性地、创造性地践行护理伦理学理论。

（二）历史和阶级分析的方法

在阶级社会里，每个人都是属于一定阶级的。同一种道德现象，不同的阶级可以作出不同的解释，或用不同阶级的观点去应用它们。或者说，不同的伦理学说反映着不同阶级的利益、愿望和要求。尽管护理道德的许多内容具有较强的稳定性和连续性特征，但作为一种意识形态和历史文化现象，护理道德必然具有与一定历史阶段相适应的社会文化特征，并随着社会经济关系和护理实践的发展而发展。护理伦理学研究的护理道德现象和道德关系是由社会经济关系决定的，必然受当时、当地社会的政治、哲学、法律、文化、宗教及其他社会意识形态的影响和制约。因此，我们考察一定时期的护理道德，应把它放在当时的历史条件下加以辩证分析，如果否认一定社会时期占统治地位的政治思想对护理道德的影响和制约，不仅在方法论上是错误的，在实践上也是有害的。作为新时期社会主义的护理人员，我们必须坚持用历史的和阶级分析的方法学习护理伦理学，要批判地继承国内外丰富的护理道德遗产，取其精华，剔其糟粕，明确自己未来的社会职责和社会价值，时刻牢记为人民服务的宗旨。只有如此，才能真正领会护理伦理学的本质、内涵，运用其理论和观点来指导自己未来的工作实践。

（三）系统的方法

系统论的研究方法已成为科学研究普遍适用的方法。系统论要求把对象作为一个系统，并认为系统是由若干要素和若干子系统所构成的有机整体。因而，系统论的研究方法要求把对象整体和要素结合起来加以认识，从而全面深入地揭示对象的本质及规律。护理道德是由道德意识、道德关系、道德活动3个相互关联、相互制约的子系统构成的有机整体。学习护理伦理学就要把护理道德作为一个整体系统来认识，并把护理道德的各个要素联系起来考虑，学习研究护理道德的变化发展、历史联系，从而全面掌握其理论、观点和方法，坚持以人为本，实现最佳的护理服务效果。

（四）逻辑分析的方法

护理道德现象是纷繁复杂的，它的本质常常被纷繁复杂的现象所掩盖。逻辑分析法就是从纯粹的、抽象理论的形态上来揭示纷繁复杂的道德现象的本质，通过概念、判断、推理等思维形式来完成对护理道德本质的认识。我们学习护理伦理学，就要对护理道德现象进行是非、善恶的道德评价、判断，对不同时空、地域、社会环境下形成的护理道德进行考察和分析，采用纵向、横向、同类、差异等比较法进行研究，才能真正领会护理道德的本质。

（五）价值分析的方法

在护理实践中，护理人员会面对两种判断分析：涉及护理技术领域，护理人员要进行事实的分析；而涉及护理道德领域，护理人员要进行价值的分析。

学习护理伦理学，就要深刻研究护理人员的行为及各种社会关系，解决其行为"该不该"及其原因的问题。在护理实践中，护理人员要始终面对这两种判断分析，区分护理行为的科学价值和社会价值，区分哪些行为有积极正向价值，哪些行为有消极负向价值，哪些行为无价值，提高自己道德分析判断的能力，从而优化自己的道德思想和道德行为。

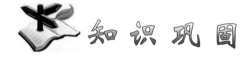

一、名词解释

　　1. 伦理学　　2. 道德　　3. 护理道德　　4. 护理伦理学

二、简答题

　　1. 简述护理伦理学研究的对象和主要内容。

　　2. 护理伦理学的基础理论有哪些？简述各种理论的主要内容。

　　3. 简述学习护理伦理学的意义和学习方法。

三、案例分析

王某，男，60岁，肝癌晚期患者，昏迷入院。住院期间，患者家属找来不知药名的偏方，百般要求医护人员给患者服用，最终医生让患者家属写下同意书，标明药物服用后发生任何病情变化由患者及其家属自己负责。

请问：若你是该患者的责任护士，你会怎么做？

　　1. 你把药物给患者服用下去，为什么？理论依据是什么？

　　2. 你拒绝让患者服用此药，为什么？理论依据是什么？

　　3. 医生让患者家属自己将药物拿给患者服用，你的反应是什么？理论依据是什么？

第七章　护理伦理的原则、规范和范畴

【教学目标】

知识目标：
 1. 了解护理伦理学的基本规范和范畴；
 2. 熟悉护理道德规范体系的组成及其在护理实践中的作用；
 3. 熟悉权利与义务、情感与良心、审慎与保密、荣誉与功利的含义。
 4. 掌握护理执业中的具体伦理原则；
 5. 掌握护理道德基本原则的内容及其应用。
能力目标：
 1. 能结合护理伦理学的基本理论观点，辩证地分析护理实践案例；
 2. 能运用护理伦理学的规范和原则，在临床实践工作中处理相关伦理问题。
情感目标：
 树立"以人为本"的护理道德观，提高自身的护理职业修养，培养良好的护理道德观。

【本章结构】

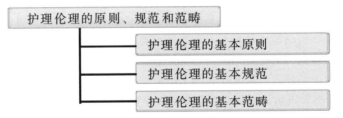

护理伦理的原则、规范和范畴在护理伦理学中占有重要的地位，是护理伦理学的核心内容。学习和掌握这些内容，对培养护理人员的道德品质、更好地树立护理道德观念、在护理实践中自觉履行护理人员的道德义务、协调护理领域内多种人际关系具有重要意义。

第一节　护理伦理的基本原则

一、护理伦理基本原则的含义

原则是指人们观察问题和处理问题的标准或准绳。道德原则体现着道德的实质和方向。护理伦理基本原则是护理工作者在提供护理服务中应遵守并用以调整和处理各种人际关系的根本指导原则。

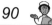
南丁格尔誓言

I solemnly pledge myself before God and in the presence of this assembly, to pass my life in purity and to practice my profession faithfully.

I will abstain from whatever is deleterious and mischievous, and will not take or knowingly administer any harmful drug.

I will do all in my power to maintain and elevate the standard of my profession, and will hold in confidence all personal matters committed to my keeping and all family affairs coming to my knowledge in the practice of my calling.

With loyalty will I endeavor to aid the physician in his work, and devote myself to the welfare of those committed to my care.

The Florence Nightingale Pledge

余谨以至诚，
于上帝及会众面前宣誓：
终身纯洁，忠贞职守，
尽力提高护理之标准；
勿为有损之事，
勿取服或故用有害之药；
慎守病人家务及秘密，
竭诚协助医生之诊治，
务谋病者之福利。
谨誓！

现代医学的发展是社会主义医德的科学前提，也是护理伦理道德发展的前提。健康观念的更新、疾病谱的变化、医学模式的转变、新技术的运用、生命科学的突破等都提出了一系列新的伦理问题，使得护理伦理道德要求的内容越来越广泛、越来越深入。综合我国医疗卫生事业的根本宗旨和护理职业的特点，我国社会主义的护理伦理基本原则可归纳为："救死扶伤、防病治病，实行社会主义医学人道主义，全心全意为人民的身心健康服务。"这一表述既突出了护理道德的职业特点，又继承了医学人道主义的历史传统，反映了社会主义时代特征，为护理人员树立护理道德观念、指导护理行为、协调多维关系、加强护理道德修养、开展护理道德评价、改善护理作风、提高护理质量指出了方向。

（一）救死扶伤，防病治病

"救死扶伤、防病治病"是医疗护理工作的中心任务和基本内容，也是护理人员的重要职责，是医护人员完成全心全意为人民身心健康服务宗旨的具体途径和科学手段。

"救死扶伤、防病治病"对护理人员提出了以下要求：

① 正确认识护理职责。护士的基本职责是：增进健康，预防疾病，恢复健康，减轻痛苦。这充分体现了新时期护理实践的特点和要求。护理人员要正确认识护理职责，树立正确的护理伦理价值观，在实践中真正地做到把临床护理和预防保健护理相结合、躯体护理和精神护理相结合，完成救死扶伤、防病治病、为人民身心健康服务的重任。

② 刻苦学习，积极实践，不断提高技术水平。护理人员要切实履行护理职责，完成救死扶伤、防病治病的任务，就必须掌握扎实的现代护理科学知识，拥有熟练的护理操作技能。因此，要求护理人员努力学习、刻苦钻研、积极实践，在技术上精益求精。

（二）实行社会主义医学人道主义

医学人道主义自古有之，是贯穿医护伦理学发展始终的一条红线和理论基石，也是古今中外医德传统的精华。由于社会历史条件的限制和医学科学发展的水平不同，医学人道主义在不同的时代表现出不同的形式和特点。社会主义医学人道主义继承了传统医学人道主义的精华，在新的历史阶段得到了丰富和发展，并被注入了新的内涵。它体现在社会主义制度下，对人的生命价值的尊重以及对提高生命质量的重视。

"实行社会主义医学人道主义"对护理人员提出了以下要求：

① 尊重人的生命价值。古人有云：人命至重，贵于千金。生命的不可逆性赋予人的生命至高无上的价值。护理人员只有尊重人的生命价值，才能真正做到珍惜生命、尊重生命，对处于不幸、痛苦、灾难中的患者，给予同情、关心、爱护，并竭尽所能地去救治。

② 树立新的医学模式观。20世纪50年代以来，生物医学模式开始向"生物—心理—社会"医学模式转变。新医学模式不仅重视人的生物生存状态，而且更重视人的社会生存状态，把人看作是具有生物属性和社会属性的人，强调人的权利、人格和尊严。护理工作者只有牢牢树立起新的医学模式观，才能在护理实践中真正做到以"人"为中心，树立人本理念，尊重和维护患者的权利、人格和尊严，对患者一视同仁、平等相待。

（三）全心全意为人民的身心健康服务

"全心全意为人民的身心健康服务"是社会主义护理道德区别于一切传统护理道德的本质特征，是护理人员"为人民服务"在职业生活中的具体化，也是护理道德的根本宗旨，是护理工作的出发点和归宿。我国的医疗卫生事业是人民的事业，医护人员应当在职业生活中全心全意地为人民服务。

"全心全意为人民的身心健康服务"包含着丰富而极其深刻的含义。第一，服务的对象，不是少数人，也不是某一阶层的人，而是广大人民群众；第二，服务的目标，不仅为人民群众的身体健康服务，还要为他们的心理健康服务，达到身心整体健康；第三，服务的态度，是要全心全意，即工作要尽职尽责、一丝不苟，不怕困难，敢担风险，一切从公众的利益出发，视服务对象的健康利益高于一切；第四，服务的技能，需要扎实的专业技术、过硬的业务本领，以精益求精的医护技术来发挥救死扶伤、治病救人的作用。

"全心全意为人民的身心健康服务"对护理人员提出了以下要求：

① 正确处理好个人与患者、集体、社会之间的关系。在护理实践中，护理工作者应该把患者、集体和社会利益放在首位，竭尽全力做好本职工作。在个人利益与患者、集体、社会利益发生矛盾时，要以患者利益为重、以集体利益为重、以社会利益为重。护理工作者的行为选择都必须符合保障人民身心健康这一崇高目标。在某些特殊情况下，护理工作者需要牺牲个人利益，甚至献出自己宝贵的生命来维护和保卫人民的身心健康。

② 树立群众观点，热爱人民，关心人民。要实现全心全意为人民身心健康服务，护理工作者必须树立群众观点，必须热爱人民、关心人民，时时处处关心人民的健康和痛苦；必须想

患者之所想、急患者之所急、痛患者之所痛，自觉地把为人民解除疾苦作为自己的天职，具有为全人类的健康事业而英勇献身的宽广胸怀和高尚情操，真正做到"全心全意"为人民服务。

二、护理伦理基本原则的内容

护理伦理基本原则是护理人员在护理实践中概括总结出来的，它既是指导护理行为的准则，又是护理人员选择护理行为的主要依据，是衡量护理人员道德水平的最高准则。正确理解和践行护理伦理基本原则，是对护理人员的根本要求。护理伦理基本原则包括自主原则、不伤害原则、公正原则、行善原则等。

（一）自主原则

1. 自主和自主原则的含义

自主是指自我选择、自主行动或依照个人意愿做自我管理和决策，可分为思想自主、意愿自主和行动自主。这三种自主都是以理性为基础的，即一个人先有理性的思考，继而按照自己的意愿，作出自认为正确并符合自己最佳利益的选择，然后采取行动。"自主的人会依照其所制定的计划行事"，对待自主的人的做法就是不干扰有自主能力的人的自主行动。

自主原则是指尊重患者自己做决定的原则，即医护人员在为患者提供医疗照护活动之前，事先向患者说明医护活动的目的、益处以及可能的结果，然后征求患者的意见，由患者自己决定。自主原则承认患者有权根据自己的考虑就自己的事情作出合乎理性的决定。自主原则适用于能够作出理性决定的人，对于自主能力减弱、没有自主能力的患者，如婴幼儿、严重智障者、昏迷患者则不适用。

2. 自主原则的应用

在医疗和护理工作中，医护人员应尊重服务对象的意愿和决定，在为他们提供医疗和护理活动之前，应先向服务对象说明医疗和护理活动的目的、作用及可能的结果与危险，然后征求服务对象的意见，由服务对象自己作出选择或决定。

在医疗护理工作中，实现自主原则必须解决好患者自主与医护人员做主之间的关系，尤其是医护人员正确运用自己的医护干涉权的问题。当患者与医护人员的认识和决策不一致时，患者自主与医护人员做主既相容又矛盾，医护人员干涉既必要又不可滥用，应根据患者错误决策可能招致的后果的轻重缓急不同情况，进行解释、劝导、限制和阻止，以避免不良后果的发生。

那么，如何判断患者的决定是不是自主的决定呢?自主行动具有以下3个特征：① 具有行动目的；② 了解行动内容；③ 自愿的行为。因此，患者的自主权是指具有自主行为能力的患者在了解和思考后对自己所患疾病和健康作出合乎理性和价值的决定的权利。患者的自主决定权必须建立在对医护方案完全理解的基础上。

在护理工作中，最能代表尊重患者自主权的方式即为"知情同意"。"知情"是指服务对象被告知事情的真相，"同意"则指其自愿同意、遵从、许诺或承诺做某事。"知情同意"应符合3个条件：① 服务对象对所接受的治疗和护理完全知情，包括对方法、结果及可能出现的反应和副作用等；② 必须是建立在自愿基础上的"同意"；③ 服务对象或其家属在完全清楚、有能力作出决定的情况下作出的"同意"才是有效"同意"。可见，"知情同意"不但集中体现了自主原则，还有利于建立合作的护患关系，有利于减少医疗护理中的法律纠纷。

一般在门诊，患者"知情同意"的方式是口头的；但在一些特殊情况下，如手术麻醉、人体实验或有创性检查等，则是以书面的形式使患者"知情同意"，这体现了医方与患者及其家属之间的法律关系。医方在征得患者和其家属的同意后，实施最佳的治疗方案，以促进患者尽快康复，最大限度地维护患者及其家属的利益。

护士在参与"知情同意"和患者的治疗计划时，其主要职责是确定患者是否理解所获得的信息、是否同意接受检查及是否了解治疗的目的。护士应主动与患者沟通，若发现患者未能完全得知有关信息，就应及时和医生联系，由医生再次向患者说明；若患者在签署了同意书之后，想取消其同意书，护士应尊重患者的意愿并将此信息转告医生。总之，护士在"知情同意"中扮演着监视者、代言人、协调者和促进者等角色，以维护患者的切身利益。

3. 自主原则对护理人员的要求

（1）尊重患者及其自主权

自主原则体现了对自主的人及其自主性的尊重。尊重自主的人及其自主性就是承认他有权根据自己的考虑就自己的事情作出合乎理性的决定。护理人员应该尊重患者及其自主权，这不仅有利于形成正确的护理方案及保障护理活动合理、正常地进行，而且具有心理、伦理和法律意义。因为这样能使患者感到自身价值的重要，能调动其主动参与的积极性，也会增强患者对护理人员的尊重和信任，从而有利于护患之间的沟通、交流及和谐关系的建立，减少相互间的医疗纠纷。

（2）切实履行责任，协助患者行使自主权

护理人员尊重患者的权利，绝不意味着放弃、推托或者减轻自己的护理道德责任，也绝不意味着听命于患者的任何意愿和要求。护理人员有责任向患者提供相关信息，并帮助患者进行诊疗护理方案的选择。以下情况都是背离患者自主原则精神的：一是护理人员站在纯中立的立场，仅充当为患者提供信息的角色，把一切都推给患者，一切由患者自己负责；二是当患者或其家属、监护人、代理人的决定与判断明显有误，且一意孤行时，护理人员听之任之。当患者充分了解和理解了自己的病情信息后，患者的选择和医护人员的建议往往是一致的。但是，有时医护人员尽管出于为患者的利益考虑，有些患者的选择仍然会与医护人员的期望不同。对于具有选择能力但因角色缺失、角色行为减退、角色行为异常等原因放弃选择或拒绝诊治的患者，护理人员应协助医生深入了解其心理动因，并配合家属耐心、冷静地提出劝告，同时调整患者的心理状态，使之作出最佳的选择。如果患者的选择与他人和社会的利益发生矛盾，护理人员应协助患者调整选择，既要履行对他人、社会的责任，也要使患者的损失降到最低。

（3）正确行使护理自主权

自主原则承认护理人员在专业护理活动中有护理自主权。对于缺乏或丧失自主能力的患者，如婴幼儿和儿童患者、严重精神病和严重智力低下的患者、老年性痴呆症患者、昏迷或无意识状态的患者等，护理人员应尊重家属或监护人的选择权利；但是，如果家属或监护人的选择违背了患者在丧失自主能力前的意愿或不利于患者的利益，护理人员不应听之任之，而应与患者所属单位或社会有关机构（如医院伦理委员会等）进行商讨或咨询以作出合理选择。如果

患者处于生命危急时刻，出于患者的利益和护理人员的责任，护理人员可以本着专业知识，行使护理自主权，选择恰当的护理措施。如果患者的选择对自身、他人的健康和生命构成威胁或对社会产生危害，如传染病患者拒绝隔离，护理人员有责任协助医生对患者的自主性进行限制。

（二）不伤害原则

1. 不伤害原则的含义

不伤害原则是指不给患者带来本来可以避免的肉体和精神上的痛苦、损伤、疾病甚至死亡。不伤害原则不能简单地理解为其目的是强调使患者获得较多的益处或预防较大的伤害。实质上，不伤害原则是"权衡利害"原则的运用。不伤害原则作为现代护理伦理学的基本原则，与医护人员的职业特殊性有着重要的联系，它要求医护人员对诊疗照顾措施进行危险与利益分析以及伤害与利益分析，选择利益大于危险或利益大于伤害的行为。

医疗伤害可分为技术性伤害、行为性伤害、经济性伤害等多种类型。

技术性伤害是指由于医疗技术使用不当对患者造成的肉体或健康的伤害，如由于医护人员工作责任心不强造成的医疗事故，或强迫患者接受其未同意的检查或治疗等。行为性伤害是指医护人员的语言、态度等行为对患者造成的精神性伤害，如对患者态度粗暴、出言不逊，无故泄露患者的隐私，说话不注意场合、对象等行为，均会对患者产生心理的、人格的伤害。经济性伤害是指由于医护人员所处的个人或团队的利益而导致的"过度医疗消费"，使患者蒙受经济利益的损失，如过度使用贵重药物和高新医疗技术等。

不伤害原则不是绝对的，因为很多检查、治疗和护理措施等，即使符合适应证，也会给患者带来生理或心理上的伤害，如肿瘤患者的化疗、手术以及癌症晚期的止痛治疗等。但是，这些伤害都是可以被接受的，因为它的目的是使患者获得较多的益处或预防较大的伤害，所以这种行为在伦理上是可以接受的。

虽然不伤害原则不是一个绝对的原则，但并不表示医护人员可以加以忽视。相反，不伤害原则要求医护人员在诊疗照护前应运用专业知识技能和智慧，仔细评估，审慎考虑，并谨慎行事，预防可避免的伤害或将伤害减至最低，给患者提供安全、适当的服务。

由此可见，不伤害原则的真正意义不在于消除任何医疗伤害，而在于强调培养医护人员为患者高度负责、保护患者健康与生命的医学伦理理念和作风。

2. 不伤害原则的应用

不伤害原则强调护士的个人品德和行为的自律与慎独，要求护理人员应做到有同情心、仁慈、和蔼，决不歧视、嘲笑、讽刺、挖苦甚至责骂服务对象；不能强迫患者接受某项检查或治疗；杜绝工作不负责任、粗心大意或工作拖拉、拒绝对急诊患者的抢救等。在某些情况下，护士即使不赞成或反对服务对象的伦理观或行为，也不能成为拒绝护理服务对象的理由，如面对一个罪犯时，应从不伤害原则出发，给他提供必要的护理服务；又如艾滋病患者常把自己患病作为个人隐私，护士也应为其保密。

3. 不伤害原则对护理人员的要求

自有医学以来，不伤害患者的概念和原则就一直被医护人员所遵循。在希波克拉底誓言与南丁格尔誓言中皆有强调，尤其是在南丁格尔誓言中，更强调护理人员应"无为有损之事，勿取服或故用有害之药"。随着医学知识与科技的快速发展，很多高科技的检查、治疗或护理手段越来越被广泛地运用，这无疑有利于拯救患者。但与此同时，如果运用不当，也会给患者带来某些伤害。为了预防在护理活动中对患者造成伤害或为了将伤害降到最低，不伤害原则要求护理人员必须做到以下几点：

① 强化为患者利益和健康实施医护活动的正确动机和意向。

② 积极了解及评估各项护理活动可能对患者及其家属造成的全面影响，努力防范并降低伤害出现的可能性，当伤害无法避免时，应对利害得失进行全面衡量，将可能的伤害减小到最低限度。

③ 充分尊重和重视患者的愿望或利益。

④ 提供最符合伦理道德的高效医护实践活动。

（三）公正原则

1. 公正和医疗公正原则的含义

公正意为"公道"和"正义"，其实质是平等。古希腊哲学家亚里士多德把公正划分为狭义和广义两种。广义的公正是依据全体成员的利益，使行为符合社会公认的道德标准；狭义的公正主要是调节个人之间的利益关系。公正要求个人理解每一个与之有利益关系的人的权益，了解集体和社会的礼仪，体会个人对他人、对集体、对社会应尽的义务。在这个前提下，社会有权要求每一个社会成员履行其为促进社会发展而应尽的义务；同时，社会也必须履行保障个人各种合法权益的义务。

医疗上的公正是指每一个社会成员都应具有平等享受卫生资源合理或公平分配的权利，而且对卫生资源的使用和分配具有参与决定的权利。医疗公正包括两方面的内容：① 平等对待患者；② 合理分配医疗资源。

医疗公正原则是指"基于正义与公道"，要求在护理服务和健康照顾中，以公平合理的处事态度来对待服务对象。医护人员在处理患者和患者之间的利益关系、患者与社会之间的利益关系时，要平等对待有相同需要的患者，无论其社会地位、经济收入、民族、职业如何，均应尽量做到公平正直、合情合理。

2. 公正原则的应用

在护理实践中，公正原则体现在两个方面：护患交往公正和卫生资源分配公正。

护患交往公正要求护理人员与患者应平等交往，对待千差万别的患者要一视同仁，这体现了护理人员尊重患者的人格尊严和健康权益的医学人道品质和人文素质。要做到平等对待患者，护理人员首先应树立现代护患平等观，认识到平等公正是患者所享有的不容侵犯的正当权益，在此基础上护理人员应对每一位患者的人格、权利、正当健康需求给予同样的尊重和关心。

卫生资源分配公正，要求以公平优先、兼顾效率为基本原则，优化配置和利用医疗卫生资源。医疗公正是医疗卫生改革必须遵循的首要原则，由不公正到公正、由低层次的公正到高层次的公正是推进医疗卫生改革必须解决的关键问题。

3. 公正原则对护理人员的要求

（1）平等对待患者

公正，简单地说就是要平等地对待患者。"普同一等"，这是中外历代医家倡导的医德原则。

在护理实践中，护理人员应该做到：①对患者的人格尊严要同等地予以尊重，要以同样热忱的服务态度对待每一位患者；②要以同样认真负责的医疗作风平等地对待每一位患者，任何患者的正当愿望和合理要求应予以尊重和满足；③要尊重和维护患者平等的基本医疗照护权。

（2）公正分配医疗资源

护理人员是医疗小组成员之一，在护理工作中不可避免地会面对如何作出公正的伦理决策问题，有时还可能充当一位决策者。护理人员在做有关医疗资源公正分配问题的伦理决策时，应针对所有相关因素加以评估，以确保医疗资源分配的公平性与合理性。由于护理人员是照护患者的第一线工作者，与患者有较多的实际接触，也最了解患者对各种医疗措施的遵从度、反应及期望，故护理人员更有责任也最有可能向医疗小组提供患者的相关资料，协助医疗小组作出公正的资源分配决策。

（四）行善原则

1. 行善原则的含义

美国学者比彻姆和查尔瑞斯认为：行善是一种义务，是帮助人促进其重要而正当利益的义务。行善原则主张为了患者的利益应施加好处。它可分为积极和消极两个方面，积极方面是指促进或增进患者的健康和福祉，消极方面是减少或预防对患者的伤害。由此可见，行善原则比不伤害原则更加广泛。美国著名的伦理学家威廉·佛兰克纳认为，行善原则包括不应施加伤害、应预防伤害、去除伤害、做善事或促成善事。可见，行善原则强调的是一切为服务对象的利益着想，并对他们实行仁慈、善良和有利的行为，同时应避免或消除可能对服务对象造成的伤害。例如护理人员对于昏迷患者或长期卧床的患者，应对其定时翻身以预防压疮的发生。

2. 行善原则的应用

行善是医护人员应承担的责任、义务与权利。在护理服务和健康照顾中强调行善原则，不仅是因为行善被视为照护患者的基本伦理原则，是医护人员应尽的义务或责任，也是医护人员的一种美德。

此外，还应处理好行善原则与其他原则的关系。例如，医护人员为了减轻患者的痛苦、增进其健康，有时会在违背患者意愿的情况下，执行其认为对患者有利的医疗或护理活动，此做法可能忽略了患者的自主权和价值观；又如，医护人员在帮助患者时，应注意患者在接受医护活动中所付出的代价，亦即不能使行善对患者造成的伤害超过对患者的益处等。

知识链接

何时停止行善呢？

为患者提供照顾是医护人员的天职，但是面对一个永久性昏迷的患者，当治疗和护理徒劳无益时，医护人员是否可以停止行善呢？

1973 年美国医学会认为，停止对患者的行善需符合下列三个条件：

第一，患者的生命需要靠非常性的方法维持。

第二，患者已被证实为生物性死亡。

第三，患者及（或）其家属同意。

---

3. 行善原则对护理人员的要求

（1）积极做对患者有益的事

积极做对患者有益的事包括：

① 采取措施，防止可能发生的伤害。

② 采取措施，排除既存的损伤、伤害、损害或丧失能力等情况。

③ 去做或促成对患者有益的事。

（2）权衡利害大小，尽力减轻患者受伤害的程度

我们在帮助患者的时候，不能使患者付出太大的代价，也就是说，不能使行善的危险性远超出对患者的好处。此外，我们在适用行善原则时，应寻求如何使行善远超过对第三者或其他人的伤害。通常在临床情境中，护理人员应该经常权衡行善的责任与不伤害的责任孰轻孰重，仔细评估、分析利益与伤害所能获得的净利，慎重地作出伦理决策，避免因决策失误造成对患者的伤害。

第二节　护理伦理的基本规范

一、护理伦理基本规范的含义

规范即规矩，是人类社会生活中普遍存在的现象。一般来说，规范就是一种准则、一种标准，既可以是人们约定俗成的规矩，也可以是人们自觉制定的准则。它是人们的道德行为和道德关系的普遍规律的反映，是一定社会或阶级对人们行为的基本要求的概括。

护理伦理基本规范是对护理人员在护理实践中的道德关系和道德行为的普遍规律的概括和反映，是在护理道德基本原则指导下的具体行为准则，也是培养护理人员道德意识和道德行为的具体标准。

护理伦理基本规范是护理道德基本原则的具体体现，也是社会主义社会对护理职业道德行为的基本要求的概括。

二、护理伦理基本规范的内容

（一）热爱专业，恪尽职守

对护理专业的热爱，是一名护理工作者积极进取、不断提高业务技能、做好护理工作的动力源泉，是护理工作者应有的、首要的道德品质。护理工作者要做到热爱专业，忠于职守，必须要树立职业自豪感和荣誉感，具备自尊、自重、自爱、自强的优良品质，充分认识护理工作的重要意义。

护理事业是崇高的事业，护理工作是医疗卫生工作的重要组成部分。在临床医疗卫生工作中，护理工作者承担着非常重要的任务，她们不仅要配合医生完成诊疗任务，还要完成与治疗密切相关的患者的生活护理和精神护理。一位道德素养高尚的护理工作者，不仅要有扎实的专业知识和技能，还要善于研究、掌握患者的心理，通过恰当的方式，给患者以安慰，使患者舒适和愉快。护理工作是光荣、高尚和纯洁的职业，是值得护理工作者去热爱和为之忠诚的事业。

案例讨论

抢救患者，一切可以置之度外

2003 年 3 月初，"非典"病毒袭击广州，广东省中医院二沙分院急诊科里，一个白色的身影在不停地忙碌着，她就是在该院工作了 23 年的急诊科护士长——叶欣。在抗击"非典"的日子里，叶欣总是身先士卒，把风险留给自己，把安全留给别人，从来不"瞻前顾后，自虑吉凶"。面对危重患者，她一马当先，有时甚至关起门来抢救，不让太多的人介入。"我已经给这个患者试过体温、听过肺、吸过痰，你们就别进去了，尽量减少感染的机会。"在"非典"肆虐的日子里，这番话让许多年轻的护士流下了眼泪。2003 年 3 月 24 日凌晨，因抢救"非典"患者而不幸染病的叶欣光荣殉职，终年 47 岁。生前，她留下了一句刻骨铭心的话："这里危险，让我来。"

对于牺牲在抗击"非典"一线的英雄，人们用诗的语言抒发自己的绵绵哀思："轻轻地，您走了，留下的，是沉甸甸的悲痛；慢慢地，您倒下了，树立起来的，是人们对您的敬重。为人，为妻，为母，责任虽重，可白衣战士的职责，却胜过了自己的生命。"四十七年，瞬间即逝，叶欣，一个普通的名字，将与伟大一同永恒。

你从叶欣的事迹中得到哪些启示？

（二）刻苦钻研，精益求精

刻苦学习、钻研技术、精益求精、不断进取，是护理工作者对本职工作的基本态度。精湛的技术是护理人员应具有的基本素质。

医学科学的不断发展，医学模式、护理模式的转变以及边缘学科的崛起，使护理学科的内容和范围不断扩大，护理工作的科学性和技术性日益增强，这对护理工作者的知识结构也提出了新的要求，护理人员不仅要熟练掌握护理业务知识和各项护理操作技能，还要具备医学心理学、医学伦理学、医学美学和医学社会学等人文社会科学的知识，做到精益求精，这是护理工作所必需的，也是道德的要求。另外，随着现代科学技术的进步、护理学科的不断发展，护理工作的内容和范围不断扩大，对护理人员应具备的知识技能要求和能力要求也变得更高。要胜任现代的护理业务工作，就需要护理人员不断学习，不断完善自身的知识结构，掌握新的护理技能，从而适应护理学科的发展和进步。

（三）认真负责，任劳任怨

护理工作直接关系到人的健康与生命，要求护理工作者应将服务对象的安危放在首位。工作要认真负责、一丝不苟、专心致志、细致周密。护理工作中的任何疏忽大意，如打错针、发错药、输错液等，都可能引发重大事故，甚至危及患者生命。因此，从道德的角度看，护理人员应具有审慎的工作态度和严谨的工作作风，并严格执行规章制度和操作规范，养成眼勤、脑勤、口勤、脚勤、手勤的良好习惯，及时、密切、仔细地观察病情，善于发现问题，并运用自己的学识作出正确判断，及时有效地处理问题，使患者早日康复。

护理工作是以平凡、琐碎、细微、复杂、脏累的特点表现出来的。为了使患者的痛苦降到最低限度，尽早康复，护理人员应不计个人得失，不辞辛劳，不厌其烦，不怕脏，不怕累，满腔热情地做好各项服务工作。

（四）态度和蔼，语言亲切

语言是人们交流思想、情感的重要手段。护理人员在工作中与患者接触较多，其一言一行都会对患者产生影响。因此，在接诊和护理过程中，护理人员要做到对患者同情、关爱和体贴，态度和蔼，语言亲切。俗语说"良言一句三冬暖，恶语伤人六月寒"，护理人员应不断提高自己的语言修养，在护理工作中应避免使用简单、生硬、刺激性的语言，应认真听取患者的主诉，耐心地解释护理方案和各种相关的护理与治疗事项，尤其是对待残疾患者和危重患者，更要注意给予安慰和鼓励等，以解除患者的思想顾虑或恐惧心理，使患者情绪稳定，减轻痛苦，增强治病的信心、希望和勇气，促进其更快地康复。

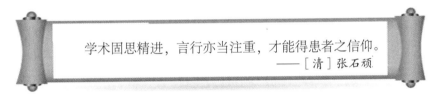

学术固思精进，言行亦当注重，才能得患者之信仰。
——［清］张石顽

（五）仪表端庄，举止大方

护理人员的语言和行为是实现护理道德规范的主要途径。一个人的仪表举止可以反映其道德意识和心灵状态，作为一种无声的语言，仪表举止会给人留下第一印象，从而给语言交流带来一定的影响。因此，护理人员在与患者的交往中，应注意自己的仪表和举止，树立护理工作者的良好形象。护理人员端庄文雅的气度，关怀体贴的态度，大方得体的举止，对患者而言，犹如一剂良药、一缕春风，让其感受到尊重、安全和信任，同时，也体现了护理人员的一种职业美。

（六）相互尊重，团结合作

现代医学科学的发展，需要护理人员共同努力和密切协作才能完成工作任务。比如，完成一项疾病预防工作，成功抢救一例危重患者，都是多部门、多学科、多科室的专业人员团结协作的产物和集体智慧的结晶。护理工作的广泛性特点决定了护理人员与医院各类人员、各个部门都有着千丝万缕的联系。因此，护理人员必须树立整体观念，在一切有益于患者利益的前提下，顾全大局，相互理解，相互支持，密切配合，团结协作。

（七）廉洁奉公，遵纪守法

廉洁奉公，遵纪守法，即要求护理人员以人民利益、国家利益为重，奉公守法，不徇私情，不以医疗手段谋取个人私利。清代名医费伯雄指出："欲救人而学医则可，欲谋利而学医不可，我欲有疾，望医之相救者何如？我之父母妻儿有疾，望医之相救者何如？易地以观，则利心自淡也。"担负着救死扶伤、治病救人神圣职责的护理人员，必须树立患者利益高于一切的观念，用自己的实际行动维护患者的利益，坚持原则，在任何时候都要做到正直廉洁、奉公守法、不徇私情、不图私利，以自己的廉洁行为维护白衣天使的社会信誉和形象。

> **知识链接**
> ### 护理人员忠诚守则
> 1. 信守对患者照顾的诺言。尊重患者，保密、维护其隐私。
> 2. 信守对同事的诺言。维护合作关系，保护服务对象免于受到其他人的伤害。
> 3. 信守对护理专业的承诺。维护专业水平，发展专业知识，建立和维护平等的护理工作环境。
> 4. 信守对社会的承诺。关心公众的健康及社会需要，承担健康教育和支持的责任。
> 5. 信守对道德伦理的规范诺言。
> ——摘自华杏护理丛书之《护理伦理概论》

第三节　护理伦理的基本范畴

一、护理伦理基本范畴的含义

范畴是反映事物本质和普遍联系的基本概念，是人的思维对客观事物本质的概括和反映。

护理伦理范畴是对护理道德实践的总结和概括，是对护理道德关系和护理道德行为的普遍本质的反映。

二、护理伦理基本范畴的内容

护理伦理基本范畴包括：权利与义务，情感与良心，审慎与保密，荣誉与功利等。

（一）权利与义务

权利和义务是随着人类社会的发展而产生的建立在一定经济基础之上的特定的文化现象，是法学和伦理学的重要范畴之一。

1. 护理伦理权利的含义、内容和作用

（1）护理伦理权利的含义

权利是指在法律上认可的或在道德上可以得到辩护的权力和利益。权利通常有两方面的含义：一是指法律上的权利，即公民或法人依法行使的权力和享有的利益；二是伦理学所讲的权利，即伦理上允许行使的权力和应享有的利益。

（2）护理伦理权利的内容

护理伦理权利包括两个方面的内容：一是指服务对象的权利，即服务对象对医疗卫生服务所享有的权力和利益；二是指护理工作者的权利，即护理工作者在护理工作过程中应该享有的权力和利益。护理人员的权利和患者的权利是一致的。护理人员权利的实质就是维护、保证患者医护权利的实现，使患者健康的权利。

（3）护理伦理权利的作用

① 有利于护理人员在医疗护理过程中正确行使自身的权利，避免出现不道德行为。

② 有利于护理人员在医疗护理过程中尊重患者的权利并更好地维护患者的权利。

③ 有利于护理人员在医疗护理过程中与患者互相尊重、互相配合，提供高质量的护理服务。

④ 有利于提高护理职业的声誉和社会地位，调动和提高护理人员履行护理伦理义务的积极性和主动性，维护和促进人类健康。

知识链接

世界医学会"患者权利"宣言（1981 年）

1. 患者有自由选择医生的权利。

2. 患者有接受医生于不受外界干扰下，自由执行临床及医疗道德上有关判断的权利。

3. 患者在了解正确资讯后，有接受或拒绝治疗的权利。

4. 患者有权要求医生尊重其所有医疗及个人资料的隐秘性。

5. 面临死亡的患者，有权要求应有的尊严。

6. 患者有接受或拒绝宗教协助或慰藉的权利。

---

2. 护理伦理义务的含义、内容和作用

（1）护理伦理义务的含义

义务是指作为一个社会的人，在道德上应履行的对他人、对社会所负的一种责任和使命。在人类社会里，任何一个人都不可避免地与他人、群体、社会保持着各种关系，必须对国家、社会、集体、家庭和他人担负起一定的职责，即在道义上应当承担而且必须承担的责任和使命，不管有无代价和有无报偿。

护理道德范畴中的义务是护士对患者及社会所负的道德责任的体现，是护理道德原则对护士的道德要求。

（2）护理伦理义务的内容

护理人员的伦理义务包括对社会的义务和对患者的义务两个方面。

为患者服务，防病治病，是护理人员最基本的道德义务。护理人员在任何情况下，都没有理由推卸为患者治疗、护理的责任。护理人员要全心全意、无条件地为患者的身心健康服务。

护理人员为人民服务，就是要热爱护理工作，忠于护理职业，这是以不讲有无代价、有无报偿为前提的。这就要求护理人员在任何时间、任何场合，都应自觉地、积极地履行这一护理道德职责。

（3）护理伦理义务的作用

① 有利于增强护理人员自身的责任感，从而正确对待工作，端正服务态度，自觉地把为患者服务视为自己义不容辞的天职。

② 有利于促使护理人员端正专业思想，热爱本职工作，从而为患者、为社会提供更加优质的服务。

③ 有利于护理人员把伦理义务变成自己的内心信念、行为习惯，从而真正做到忠于职守、廉洁奉公，克服以医谋私的行为，纠正行业不正之风，并使自身道德境界在实践中不断得到升华。

（二）情感与良心

1. 护理伦理情感的含义、内容和作用

（1）护理伦理情感的含义

情感是人们内心世界的自然流露，是人们对客观事物和周围人群的一种感觉反映和态度的体验，通常表现为喜、怒、哀、乐、悲、恐、惊等。伦理学范畴的情感即道德情感，是指在一定的社会条件下，人们根据社会道德原则和规范去感知、评价个人和他人行为时的态度体验。

护理道德情感是护理道德品质的基本要素，是护理人员对患者、家属、集体、社会和国家所持的态度，表现在护理人员的护理责任感，对患者的遭遇和病痛的同情，对患者亲人般的情感和对护理事业的热爱和追求等。

（2）护理伦理情感的内容

① 同情感。

同情感就是对患者的遭遇、病痛和不幸在情感上产生共鸣。这种情感要求护理人员对患者的疾苦要有深切的同情心，把他们的病痛和困难视作自己的病痛和困难，做到急其所急、痛其所痛、帮其所需，热情周到地做好各种护理工作，使之早日恢复健康。护理人员只有具有同情心，才能设身处地为患者着想，选择最有效的护理服务；才能置各种困难、烦恼于不顾，竭力为患者解除痛苦。

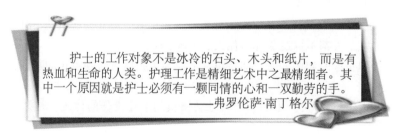

护士的工作对象不是冰冷的石头、木头和纸片，而是有热血和生命的人类。护理工作是精细艺术中之最精细者。其中一个原因就是护士必须有一颗同情的心和一双勤劳的手。
——弗罗伦萨·南丁格尔

② 责任感。

责任感就是把挽救患者的生命、促进患者的康复视为自己的崇高职责和义不容辞的责任的

情感。它是同情感的进一步升华，在护理伦理情感中起主导作用。它建立在对护理事业有深刻认识的基础上，把救死扶伤、治病救人看成是自己的崇高职责，为了患者的健康，可以不分昼夜、不计报酬，始终把患者利益看得高于一切。把抢救和护理患者视为义不容辞的责任，忠于职守，严肃认真，周密细致，一丝不苟，为了挽救患者的生命，不惜牺牲个人利益。

③ 事业感。

事业感就是一种把本职工作与护理事业和人类健康事业的发展紧密联系起来，把人类健康和护理事业看得高于一切，并把它作为自己终生追求的目标的情感。它是责任感的进一步升华，是高层次的道德情感。这种情感要求护理人员具有炽热的事业心，热爱护理科学和医疗卫生工作，以刻苦钻研的探索精神和精益求精的业务态度从事护理活动，做到精勤不倦、乐于奉献。

④ 理智感。

理智感就是把关爱患者建立在理智的基础上的理性的情感。在医学、护理科学允许的范围内满足患者的要求，不迁就，不用情，坚持治疗原则，既要重视对患者的同情、关怀，又要考虑到与整个社会利益的统一。这种情感要求护理人员在医疗护理工作中，应根据科学允许的范围来满足服务对象及其家属的要求，对他们一些不合理的要求应理智地拒绝并做好解释工作。没有理智的情感和没有情感的理智都不能很好地履行护理工作者的职责。

（3）护理伦理情感的作用

① 有利于患者疾病的缓解和早日康复。良好的道德情感可以促使护理人员努力做好本职工作，有助于建立良好的护患关系，实现护患间的良好配合，从而有利于患者的康复。

② 有利于护理人员自我整体素质的提高。高度的责任心和强烈的责任感，能激励护理人员更加热爱自己的职业，不断学习新技术、新知识，勇于探索，不计较个人得失，在实践中不断提高自己的道德修养和技术水平，从而实现自我整体素质的提高。

③ 有利于护理科学和护理事业的发展。强烈的责任感和事业心是激励护理人员投身于护理科研和实践的动力，正是一代又一代护理工作者的不懈努力，推动着护理科学和护理事业不断向前发展。

2. 护理伦理良心的含义、内容和作用

（1）护理伦理良心的含义

良心是人们在履行对他人、对社会的义务的过程中，对自己行为应担负的道德责任的一种主观认识和评价能力。它是一定道德观念、原则、情感和信念在个人意识中的统一。良心作为一种道德范畴，是个人对他人和社会义务感的强烈表现；作为一种自我评价能力，它是一定社会和阶级的道德原则、规范在个人意识中形成的稳定的信念和意识。因此，良心与义务、情感是密切联系的。

护理伦理良心是指护理人员在履行对患者、集体和社会的义务的过程中，对自己行为应担负的道德责任的自觉认识和自我评价能力。它是护理道德原则、规范在个人意识中形成的稳定的信念和意志。

（2）护理伦理良心的内容

① 忠实于患者，维护患者的利益。护理工作往往是在无人监督和无法监督的环境下由护理人员独立完成的，如果护理人员缺乏高度的道德自觉性，就有可能会发生一些伦理道德问题。

这就要求护理人员在任何情况下都不做伤害患者的事情，要忠实于患者的利益，把患者利益放在首位。

② 忠实于护理事业，具有为护理事业献身的精神。促进护理事业的发展是护理人员的职责之一。护理事业是一项以救死扶伤、治病救人为宗旨的崇高事业，这就要求护理人员在从事护理的活动中，不仅要抛弃一切私心杂念、个人名利，而且要有为护理事业贡献一切的精神。

③ 忠实于社会。我们生活在社会主义社会，为患者服务是护理人员应尽的义务。护理人员应以自己的职业良心唤醒自己的职业道德，从而自觉拒绝、抵制社会上的不正之风，自觉维护纯洁崇高的护理事业。

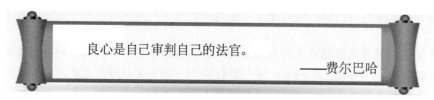

良心是自己审判自己的法官。

——费尔巴哈

（3）护理伦理良心的作用

① 在护理行为之前的自我选择作用。护理人员的良心支配着护理行为。在护理行为发生之前，良心会根据道德义务的要求，对行为动机进行自我检查，对符合道德要求的动机给予肯定，对不符合道德要求的动机加以否定，从而作出正确的决定。良心是护理工作者行为的内在约束力。一个护理工作者一旦具备了完美的职业良心，她就会有强烈的责任感服务于社会与大众的健康。

② 在护理行为之中的自我监督作用。在护理过程中，护理人员的行为常常是在患者失去知觉或不了解的情况下进行的。因此，护理工作者应通过良心自我监督，不做任何有损于服务对象健康的事。对不符合护理道德要求的情感、私欲或冲动，一经"良心发现"应主动纠正，以矫正自己的不良行为。良心的这种监督作用，能使护理人员保持高尚的品德，不断提高自己的道德境界。

③ 在护理行为之后的自我评价作用。良心能使护理人员对自己的行为及后果作出肯定或否定的自我评价。当护理人员的行为给患者带来健康和幸福时，良心就会给予肯定，从而内心感到安慰和满意，精神上感到舒畅和喜悦；当护理人员的行为给患者带来不幸和痛苦时，就会受到良心的谴责，从而感到内疚、悔恨、惭愧。护理人员正是在良心的不断自我评价中自觉反省自己的行为，从而促使自己改进行为中的缺点和失误，不断提高自身的道德修养。

（三）审慎与保密

1. 护理伦理审慎的含义、内容和作用

（1）护理伦理审慎的含义

审慎是与义务、良心密切联系的道德范畴。审慎即周密谨慎，是人们在行为之前的周密思考与行为过程中的准确、周密、严谨、慎重。审慎是一种道德作风，是良心的外在表现。

护理伦理审慎是指护理人员在内心树立起来的、在行动上付诸实践的详尽周密的思考与小心谨慎的服务。它既是护理人员内心信念和良心的具体体现，又是对患者和社会的义务感的总体体现，是每个护理工作者不可缺少的道德修养。

（2）护理伦理审慎的内容

① 行为审慎。护理人员在护理实践的各个环节中要自觉做到审而又慎，保持谨慎认真的态度。护理人员不仅要自觉做到认真负责、行为谨慎，遇到复杂病情和危重患者，能果断准确处理，周密地防止各种意外情况的发生；同时，还要严格遵守各项规章制度和操作规程。

② 语言审慎。语言具有双重性，既可以治病也可以致病。保护性用语，可使患者心情愉快、症状减轻；刺激性语言，可使患者病情加重甚至恶化。因此，护理人员在与患者交谈时，要多使用积极的治疗性语言，注意用语审慎，自觉提高自身的语言修养。

（3）护理伦理审慎的作用

① 有利于提高护理质量，确保患者身心健康和生命安全。护理人员在护理实践中时刻保持审慎的工作态度，不仅有利于养成良好的行为习惯，形成良好的工作作风，还能避免由于疏忽大意、敷衍塞责而酿成护理差错、失误和重大事故，从而提高护理服务质量，确保患者的身心健康和生命安全。

② 有利于护理人员不断提高自身的道德修养。护理人员在护理工作中保持审慎、自律的态度，不仅能逐渐养成良好的行为习惯，职业责任感也会得到不断提升，从而做到在任何情况下，即使是在无人监督的情况下，都能自觉坚持道德要求，尽职尽责地为患者服务。

> **案例讨论**
>
> 　　某 3 岁幼儿，因误服炉甘石洗剂到某医院急诊。急诊医生准备用 25% 硫酸镁 20 ml 导泻，但将口服误写成静脉注射。治疗护士拿到处方后心想："25% 硫酸镁能静脉注射吗？似乎不能，但又拿不准。"又想："反正是医嘱，执行医嘱是护士的职责。"于是，将 25% 硫酸镁 20 ml 给患儿静脉注射，致使患儿死于高血镁导致的呼吸麻痹。
>
> 　　你认为这位治疗护士对患儿的死负有责任吗？为什么？

2. 护理伦理保密的含义、内容和作用

（1）护理伦理保密的含义

保密是保护性医疗的重要措施，是维护患者利益的需要，也是护理人员的一种传统美德。护理伦理保密，是指护理人员在护理活动中要保守患者的秘密和隐私，以及对其采取保护性措施的一种职业道德品质。

（2）护理伦理保密的内容

① 保守患者的秘密。护理人员对患者由于医疗需要而提供的个人秘密和隐私，包括患者的疾病史、家族史、疾病的诊断名称、各种特殊检查、化验报告等，都有保守秘密的义务，不能随意泄露，更不能任意宣扬，并有责任采取有效措施保证患者的秘密不被他人获得；否则，护理人员对造成的严重后果要负道德甚至法律责任。

② 对患者保守秘密。在特殊情况下，因治疗护理的需要，患者的某些病情和可能出现的某些不良后果应对患者保密，包括不宜透露给患者的不良诊断、预后等医疗信息和发生在其他

患者身上的医疗、护理差错事故等。这是一种保护性治疗措施，主要是从患者的健康和利益出发而对某些患者采取的暂时性隐瞒的做法；但必须对患者家属及其单位领导如实讲明病情，不能隐瞒，以免造成不必要的医疗纠纷。

③ 对重要领导人物的病情保密。在特殊环境中，对党和国家、军队的重要领导人的病情应予必要的保密，以便稳定各方人员的思想情绪，防止对生产、工作和军事活动产生不良的影响。

> **知识链接**
>
> **世界各国对保密的有关规定**
>
> 　　保守秘密，是一个古老的医学道德规范。希波克拉底曾经说过："凡我所见所闻，无论有无职业关系，我认为应保守秘密，我愿保守私密。"《日内瓦宣言》规定："我要保守一切告知的秘密，即使患者死后，也这样。"法国巴黎大学校医学院的校训规定："病家秘密，或见或闻，凡属医者，讳莫如深。"法国刑法第378条规定："内外科医生、卫生官员、药师、助产士及医生助手等，因职务关系得悉病家秘密时，除了特殊情形法官使之宣布外，如有泄露者，应处 1～6 个月之监禁及 100～600 法郎之罚金。"加拿大规定："护士有义务对在护理过程中得知的关于当事人的所有信息予以保密。"
>
> 　　我国也有相关规定："医护人员应关心、爱护、尊重患者，保护患者的隐私。"

（3）护理伦理保密的作用

① 保守患者的秘密，有利于维护家庭、社会的稳定，增进家庭和睦与社会团结。

② 医疗保密可以避免患者受到恶性刺激，以维护患者的自尊心、自信心，提高和调动患者自身的抗病能力和战胜疾病的勇气，促进患者早日康复。

③ 有利于建立良好的护患关系，从而促进护理工作的开展和护理质量的提高。

（四）荣誉与功利

1. 护理伦理荣誉的含义、内容和作用

（1）护理伦理荣誉的含义

荣誉包括主观和客观两方面的含义：从客观方面来讲，荣誉是指人们履行了社会责任，对社会作出一定贡献之后，得到社会舆论的认可和褒奖；从主观方面来讲，荣誉是指个人对自己行为的社会价值的自我意识，即良心中所包含的知耻和自尊的意思。

荣誉具有社会历史性，不同阶级对荣誉有不同的理解。无产阶级的荣誉观是把对人的、对社会的无私奉献，把献身于社会主义、共产主义事业并作出成绩看成是最大的荣誉。

护理伦理荣誉是指护理人员履行了自己的职业义务之后，获得他人、集体或社会的赞许、表扬和奖励，以及个人感到的自我满足和欣慰。

（2）护理伦理荣誉的内容

① 护理伦理荣誉是护理义务和职责、事业和荣誉的统一。护理伦理荣誉是建立在全心全意为人民身心健康服务的基础上的，是护理义务和职责、事业和荣誉的统一。护理人员只要忠于自己的职责，热爱自己的事业，努力履行护理伦理义务，为人民身心健康作出贡献，就会得

到人们和社会的赞扬与尊敬。

②　护理伦理荣誉是个人荣誉与集体荣誉的统一。任何个人的成熟都离不开集体的奋斗和帮助，个人荣誉中包含着集体的智慧和力量；任何集体荣誉也离不开个人努力所作出的贡献，离开个人奋斗，集体荣誉也就化为乌有。因此，集体荣誉是个人荣誉的基础和归宿，个人荣誉是集体荣誉的体现和组成部分。两者辩证统一，有机结合。

③　护理伦理荣誉与个人主义虚荣心有本质的区别。虚荣心是个人主义的思想表现，它把追求荣誉当作奋斗的目标，当作猎取物质、权利和其他个人目的的手段和资本。有虚荣心的人，不能正确地估价个人和他人的成绩，为了争得荣誉，可以不择手段地诋毁他人，抬高自己，搞虚假浮夸。护理伦理荣誉则把荣誉看成是社会和他人对自己过去工作的肯定，是对自己的鞭策和鼓励。因此，一个有荣誉感的人，在荣誉面前谦虚谨慎、戒骄戒躁、继续前进，即使自己作出了成绩而未能得到应有的荣誉，甚至被误解时，也不改初衷，不懈努力，甘当无名英雄。

（3）护理伦理荣誉的作用

①　荣誉对护理人员的行为起评价作用。荣誉实际上就是一种肯定的评价，是社会对医护工作者行为的一种客观评价。荣誉通过社会舆论的力量来表达社会支持什么、反对什么。社会舆论对医护行为的评价是一种无形的力量，从社会评价中得到肯定和赞扬，可以促使护理人员对自己行为的后果和影响加以关注，更加严格要求自己，不断努力，保持荣誉。

②　荣誉对护理人员的行为起激励作用。争取荣誉、避免耻辱，是人们的共同愿望。关心荣誉、努力争取荣誉，是一种进取的表现，也是追求护理道德理想的一个重要方面。每个护理工作者只有牢固树立正确的荣誉观，才能把履行护理道德原则、规范变成自己内心的信念和自觉要求，才能将这种信念和要求自觉转化为相应的道德行为，变成一种客观的物质力量。此外，得到肯定是人的一种心理需要，社会舆论对护理人员的评价是一种无形的精神力量，护理人员从荣誉这种评价中得到肯定和激励，从而获得一种继续做好护理工作、不断争取荣誉的精神力量。

2. 护理伦理功利的含义、内容和作用

（1）护理伦理功利的含义

功利就是利益。利益是反映对于社会、集体和个人有益的一种关系范畴，通常包括个人利益、集体利益和社会利益。利益与道德并不矛盾，人们讲道德、理想、情操，并不是不讲功利、不要利益。从马斯洛 "需要层次论" 中不难看出，每个人都有基本的生活欲望和需要，都有改善自己物质文化生活的要求，比如增加工资、晋职晋级等都属于个人的功利。

护理道德功利就是调整护理工作者的利益、集体利益和社会利益三者之间关系的道德准则。它不仅包括护理工作者的个人利益，同时也包括集体和社会的利益，以及护理工作者如何看待和处理这些利益之间的关系。

（2）护理伦理功利的内容

①　个人的功利必须以集体和社会的利益为前提。即坚持把集体和社会的功利放在首位，护理工作者个人的功利必须以集体和社会的利益为前提。作为护理工作者，应树立集体和社会的功利观，努力为集体和社会多做贡献，才能获得合理的个人利益。同时，我们应该承认并肯

定护理工作者正当的个人利益，他们都有自己个人与家庭生活的需要，有物质和精神的需求，对正当的个人利益的肯定和逐步满足有利于调动护理工作者的积极性。但在肯定护理工作者个人利益的同时，应注意两点：一是个人功利应服从集体和社会的功利，当个人利益与集体、社会利益发生矛盾时，个人利益应自觉地服从集体和社会利益，例如，当救护患者的工作需要牺牲个人的休息、学习、家庭生活等利益时，护理工作者应把救护工作放在第一位，毫不犹豫，一心赴救，不惜牺牲个人利益；二是应反对利己主义和小团体主义。

② 个人的功利应以对社会和集体的贡献大小为依据。功利的多少应以对社会、集体的贡献大小为依据，护理人员的道德价值在于能给患者减轻痛苦、维护患者身心健康，因此，护理人员个人功利的多少直接取决于他们服务态度的好坏、医疗护理水平的高低和医疗护理效果的优劣。凡是态度热情、服务周到、工作积极、认真负责、技术精湛、医疗护理效果好的护理人员，应得到较大的功利；反之，对患者冷漠、不关心体贴患者、工作马虎敷衍、医疗护理效果差的护理人员，不仅不能获得功利，情节严重者还应受到批评或惩处。

③ 个人的功利包含对高尚精神生活的满足。护理工作者的功利不仅是物质上的，还包括高尚的精神因素。一个护理工作者，当她以自己的劳动减轻了患者的痛苦，当患者对护理工作者的劳动给予理解和支持时，尽管付出了一定的代价，但她在精神上是充实和享受的，这种精神上的享受将超过物质上的享受。因此，护理工作者不仅要从物质层面上理解功利，还要从精神层面上理解功利。

（3）护理伦理功利的作用

功利对于调整护理工作者个人利益和人民健康事业之间的关系，对于建设社会主义高尚的护理道德风尚等方面具有重要的作用。它可以促进护理工作者为了患者、集体和社会的利益，不计较个人得失，积极、努力、创造性地工作，并从中建立高尚的医德情操，从而自觉完善自己的道德理想，实现个人的价值。

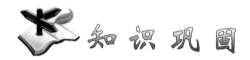

知识巩固

一、名词解释
1. 自主原则　　2. 不伤害原则　　3. 公正原则　　4. 行善原则

二、选择题
1. 护理伦理的基本原则包括（　　）。
A. 自主原则，不伤害原则，行善原则，公正原则
B. 尊重原则，平等原则，行善原则，公正原则
C. 维护患者利益原则，公平原则，主动原则，自主原则
D. 自主原则，不伤害原则，平等原则，公正原则
E. 尊重原则，平等原则，自主原则，行善原则
2. 护理伦理审慎是指（　　）。
A. 对职业行为负有的道德责任感及自我评价能力
B. 对他人、集体、社会所持态度的内心体验

C. 谨慎、认真、细心的道德作风

D. 因行为受到社会公认产生的自我内心的欣慰

3. 下列道德规范能对护士的行为起到监督和评价作用的是（　　　）。

A. 良心　　　B. 权利　　　C. 审慎　　　D. 荣誉

4. 以下最能体现尊重患者的自主权的做法是（　　　）。

A. 向患者提供所有的相关信息

B. 只提供有利的信息

C. 提供的信息夸大治疗护理措施的效果

D. 夸大拒绝治疗的危害，以强制患者接受治疗

E. 向患者提供关键、适量的信息

5. 关于权利与义务的关系，下列陈述不正确的一项是（　　　）。

A. 权利与义务是相互对立、相互排斥的，权利意味着获得，而义务则意味着付出

B. 权利与义务是相互贯通的，权利与义务是相互依赖、相互渗透和相互转化的

C. 权利与义务是相对应而存在的，没有无权利的义务，也没有无义务的权利

D. 权利是目的，义务是手段，义务的设定以保障和实现权利作为出发点和归宿

6. 患者，男性，56 岁。因心前区剧烈疼痛入院，入院后急查心电图提示心肌梗死。经过 1 小时治疗后患者感觉疼痛缓解，但拒绝住院，坚持回家，此时医生应（　　　）。

A. 尊重患者自主权，同意他回家

B. 尊重患者自主权，但应耐心劝说，无效时同意出院

C. 尊重患者自主权，但应耐心劝说，无效时行使干涉权

D. 行使医生自主权，强行把患者留在医院

E. 尊重患者家属的监护权，由患者家属决定

三、简答题

1. 简述护理道德基本原则的主要内容有哪些。

2. 叙述自主原则、不伤害原则、行善原则、公正原则的应用。

3. 简述权利与义务、情感与良心、审慎与保密、荣誉与功利的含义、内容和作用。

第八章　护理关系伦理

【教学目标】

知识目标：
1. 熟悉患者和护士的权利及义务；
2. 熟悉和谐护患关系的整合原则；
3. 掌握构建和谐护患关系的护理伦理规范。

能力目标：
能运用所学护理关系伦理知识，处理好临床护理工作中的护患关系。

情感目标：
提升自身道德品质，加强自我素质教育，建立和谐的护患、护际关系。

【本章结构】

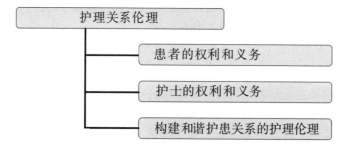

在医疗护理实践中，护理人际关系是护理人员在工作过程中形成的多种人际关系的总和，包括护理人员与患者之间、护理人员之间、护理人员与其他医务人员之间以及护理人员与社会之间的关系。如何看待和处理护理工作中的人际关系，并运用道德规范将其调节到和谐状态，将直接关系到患者的生死安危和护理质量，影响医院或社区的护理秩序。

第一节　患者的权利和义务

在护患关系中，双方应按照一定的道德原则和规范来约束、调整自身的行为，尊重彼此的权利和履行相互的义务。护理人员尊重患者的权利并督促患者履行相应的义务，是提供高品质服务的一个重要方面。

> **知识链接**
>
> **护患关系**
>
> 护患关系是一种职业关系。护患关系是一种信任关系。护患关系是一种群群关系。护患关系是一种治疗关系。

一、患者的权利

根据国际约定和我国法律法规的规定，患者的权利主要包括下列内容。

（一）患者有个人隐私和个人尊严被保护的权利

① 患者有权要求有关其病情资料、治疗内容和记录如同个人隐私，须保守秘密。

② 患者有权要求对其医疗计划，包括病例讨论、会诊、检查和治疗都应审慎处理，不允许未经同意而泄露，不允许任意将患者姓名、身体状况、私人事务公开，更不能与其他不相关人员讨论患者的病情和治疗方式，否则就是侵害公民名誉权，会受到法律的制裁。

（二）患者有获得全部实情的知情权利

① 在医疗护理过程中，患者有权获知有关自己的诊断、治疗和预后的最新信息。医疗机构及其医务人员应当将患者的病情、医疗措施、医疗风险等如实告知患者，及时解答其咨询；但是，应当避免对患者产生不利后果。可把握以下原则：一是适当区别病种和病情轻重，如果患者是普通疾病，程度较轻，可如实告知，但要讲究方法和语言；二是要掌握好告知的程度，对于心胸比较坦荡的人，可以将病情程度如实相告，让患者密切配合治疗，否则应当把握时机，逐步试探告知；三是告知患者有关病情资料时，最好事先征求患者家属的意见，双方研究告知的内容与方法。

② 患者有权知道医院与其他医疗及学术机构的关系。许多医院和教育机构及其他医疗机构有合作关系，医学生及其他医疗机构的医护人员也可能参与对患者的照护。只要与患者的治疗有关，患者就有权知道治疗他（她）的人彼此间存在的职业关系，并有权知道所参与照护人员的姓名。

③ 患者有权核对付费账单。不论患者如何支付医院费用，患者有权核对其账单，并要求解释付费情形及内容。

（三）患者有平等享受医疗的权利

每个人都享有平等的生存权及医疗权。当人的生命受到疾病的折磨时，他们就有解除痛苦、得到医疗照顾的权利，有继续生存的权利。任何医护人员和医疗机构都不得拒绝患者的求医要求。人们的生存权利是平等的，享受的医疗权利也是平等的。医护人员应该尊重和实现患者的这种权利，不能因为患者的地位、贫富、权利、信仰或关系的差别而影响所提供的服务质量，应做到一视同仁，平等地对待每一个患者，自觉维护患者的权利。

（四）患者有参与决定有关个人健康的权利

① 患者有权在接受治疗和护理前，如手术、重大的医疗风险、医疗处置有重大改变等情形时，得到正确的信息。只有当患者完全了解可选择的治疗方法并同意后，治疗计划才能执行。

② 患者有权在法律允许的范围内拒绝接受治疗。医务人员有责任向患者说明拒绝治疗对生命健康可能产生的危害。

③ 如果医院计划实施与患者治疗相关的人体实验研究时，患者有权被告知详情并有权拒绝参加研究计划。

（五）患者有权获得住院时及出院后完整的医疗

医院对患者的合理服务需求要有回应。医院应依病情的紧急程度，对患者提供评价、医疗服务及转院。只要医疗上允许，患者在被转送到另一家医疗机构之前，必须先交代有关转送的原因及可能的其他选择的完整资料与说明。患者将转去的医疗机构必须已先同意接受此位患者的转院。

（六）患者有服务的选择权、监督权

① 患者有比较和选择医疗机构、检查项目、治疗方案的权利。医务人员应力求较为全面细致地介绍治疗方案，帮助患者了解和作出正确的判断和选择，不能强迫患者接受各种检查、治疗，也不能强行让患者使用其不愿意使用的药品。

② 患者有权利对医疗机构的医疗、护理、后勤管理、医德医风等方面进行监督。因为从患者到医院就诊的那一刻起，患者就已经被纳入了医疗服务监督者的行列，负有监督医院服务质量的义务。事实上，患者的监督权行使得越好，对医院工作的促进作用就越大。

（七）患者有免除一定社会责任和义务的权利

疾病会一定程度地影响患者机体的正常生理功能，从而使患者机体承担的社会责任能力有所减弱。因此，患者在获得医疗机构出具的证明文书后，有权依据病情的性质、程度、发展和功能影响情况，暂时或长期、主动或被动地免除如服兵役等社会义务，调离高空、坑道等特种工作岗位；同时，在患者免除或减轻一定的社会责任后，还有权获得休息和有关的福利保障，这符合患者身体特性及社会公平原则和人道主义原则。

（八）患者有获得赔偿的权利

由于医护人员违反规章制度、诊疗操作常规等构成失职行为，造成患者人身损害后果的，患者有通过正当程序获得赔偿的权利；确定为医疗事故的，患者及其家属有权提出一次性经济补偿的要求，并追究有关人员或部门的道义责任。

（九）患者有请求回避的权利

已确定为医疗事故的，在进行医疗事故鉴定前，医疗事故争议双方当事人可以公平、公开

地在各级医学会主持下，按照对等的原则从医疗事故鉴定委员会的专家库中，随机抽取相关专业的鉴定委员实施鉴定。当事人有权以口头或者书面的形式申请他不信任的鉴定委员回避，从法理上讲，这进一步增强了医患双方的平等性。

> **知识链接**
>
> ### 患者角色的分类
>
> 1. 患者角色行为冲突：由常态下的社会角色转向患者角色时，因为病前角色所形成的心理过程、状态及个性特征和患者对某种需要的迫切要求等，强烈地干扰着患者的适应能力，使患者产生心理冲突和行为矛盾。
>
> 2. 患者角色行为强化：当一个人由患者角色转向常态角色时，仍然"安于"患者角色，产生退缩及依赖心理。
>
> 3. 患者角色行为消退：是指一个人已经适应了患者角色，但由于某种原因，使他又重新承担起原先扮演的其他角色。
>
> 4. 患者角色行为缺如：是指没有进入患者角色，不愿意承认自己是患者，常发生于由健康角色转向患者角色及疾病突然加重或恶化时。
>
> 5. 患者角色的行为异常：久病或重病患者对患者角色常有悲观、厌倦、绝望的情绪，甚至产生自杀等行为。

二、患者的义务

权利和义务是相对的，患者在享有正当权利的同时，也应负担起应尽的义务，对自身健康和社会负责。

（一）积极配合医疗护理的义务

患者患病后，有责任和义务接受医疗护理，和医务人员合作，共同治疗疾病，恢复健康。患者在同意治疗方案后，要遵循医嘱。

（二）自觉遵守医院规章制度的义务

医院的各项规章制度是为了保障医院正常的诊疗秩序，如就诊须知、入院须知、探视制度等都对患者和家属提出了要求，这是为了维护广大患者利益的需要。

（三）自觉维护医院秩序的义务

医院是救死扶伤、实行人道主义的公共场所，医院需要保持一定的秩序。患者应自觉维护医院秩序，包括保持安静、清洁、配合正常的医疗活动以及不损坏医院财产。

（四）保持和恢复健康的义务

医务人员有责任帮助患者恢复健康和保持健康，但对个人的健康保持需要患者积极参与。患者有责任选择合理的生活方式，养成良好的生活习惯，保持和促进自身健康。

第二节　护士的权利和义务

鉴于护理工作的重要性、特殊性和与社会的极大关联性，所以非常有必要对护理工作者作出资格、权利、义务等方面的规定。只有明确了自身的权利和义务，护理工作者才能正确地行使自己的权利，并认真履行自己的义务，从而促进护理工作的规范化，推动护理事业的健康发展。

一、护士的权利

护士在医疗实践过程中依法享有权利。《护士条例》规定：国务院有关部门、县级以上地方人民政府及其有关部门以及乡（镇）人民政府应当采取措施，改善护士的工作条件，保障护士待遇，加强护士队伍建设，促进护理事业健康发展。另外，由于权利与义务是相互依存、不可分割的整体，没有无权利的义务，也没有无义务的权利，因此《护士条例》也规定了护士应履行的义务与怠于履行义务所应承担的法律责任，用以规范护士的行为，提高护理质量，保障医疗安全。

（一）享有获得物质报酬的权利

护士执业，有按照国家有关规定获取工资报酬、享受福利待遇、参加社会保险的权利。任何单位或者个人不得克扣护士工资，降低或者取消护士福利等待遇。

（二）享有安全执业的权利

护士执业，有获得与其所从事的护理工作相适应的卫生防护、医疗保健服务的权利。从事直接接触有毒有害物质、有感染传染病危险工作的护士，有依照有关法律、行政法规的规定接受职业健康监护的权利；患职业病的，有依照有关法律、行政法规的规定获得赔偿的权利。

（三）享有学习、培训的权利

护士有按照国家有关规定获得与本人业务能力和学术水平相应的专业技术职务、职称的权利；有参加专业培训、从事学术研究和交流、参加行业协会和专业学术团体的权利。

（四）享有获得履行职责相关的权利

护士有获得疾病诊疗、护理相关信息的权利和其他与履行护理职责相关的权利，有对医疗卫生机构和卫生行政部门的工作提出意见和建议的权利。

（五）享有获得表彰、奖励的权利

国务院有关部门对在护理工作中作出杰出贡献的护士，应当授予全国卫生系统先进工作者荣誉称号或者颁发白求恩奖章，受到表彰、奖励的护士享受省部级劳动模范、先进工作者待遇；对长期从事护理工作的护士应当颁发荣誉证书。具体办法由国务院有关部门制定。

（六）享有人格尊严和人身安全不受侵犯的权利

扰乱医疗秩序，阻碍护士依法开展执业活动，侮辱、威胁、殴打护士或有其他侵犯护士合法权益行为的，由公安机关依照《中华人民共和国治安管理处罚法》的规定给予处罚；构成犯罪的，依法追究刑事责任。这表明，如果护士在正常执业过程中遭到侮辱甚至殴打，有关肇事者将被追究刑事责任。

知识链接

患者期望护理人员具备的角色特征

1. 有足够的能力执行护理和从事治疗工作，技术正确、熟练。
2. 工作时小心谨慎，注意患者的身心安全，避免任何意外伤害。
3. 明确判断患者问题的轻重缓急，并做适当的处理。
4. 能不断学习新知识，以最好的方法护理患者。
5. 经常面带笑容，以开朗的态度对待患者及其家属。
6. 能有效地将患者的问题和合理要求传达给医生或院方。
7. 对患者的问题能耐心倾听，并给予适当的答复。
8. 尊重患者的人格和为人处事原则，不伤害患者的自尊心。

二、护士的义务

规范护士执业行为、提高护理质量，是保障医疗安全、防范医疗事故、改善护患关系的重要措施。《护士条例》也明确规定了护士应当承担以下义务：

（一）依法进行临床护理的义务

医疗机构及其医务人员在严格遵守国家宪法和法律的同时，还必须遵守医疗卫生管理法律、法规和规章以及诊疗护理规范、常规，这是医务人员的义务，对于保障医疗质量、保障医疗安全、防范医疗事故的发生等都具有重要意义。

护士执业，应当遵守法律、法规、规章和诊疗技术规范的规定，这是护士执业的根本准则和基本要求，也是护士执业过程中应当遵守的规范和应当履行的义务。例如：严格按照规范进行护理操作；正确书写包括护理记录在内的相关病历材料；为患者提供良好的环境，确保其舒适和安全；主动征求患者及其家属的意见，及时改进工作中的不足；认真执行医嘱，注重与医生之间相互沟通；积极开展健康教育，指导人们建立正确的卫生观念和培养健康行为，唤起民众对健康的重视，促进地区或国家健康保障机制的建立和完善。

> 知识链接
>
> **护士角色对护士素质的要求**
>
> 1. 最基本的护理学知识、技能和心理学知识。
> 2. 特殊的人格特点：热情、同情和真诚。
> 3. 有健康的生活方式、稳定的情绪和豁达的情怀。
> 4. 充分认识自我。
> 5. 澄清个人价值观。
> 6. 利他精神。
> 7. 学会与患者沟通的技巧。

（二）紧急救治患者的义务

护士在执业活动中，发现患者病情危急，应当立即通知医师；在紧急情况下为抢救垂危患者生命，应当先行实施必要的紧急救护。

（三）正确查对、执行医嘱的义务

护士发现医嘱违反法律、法规、规章或者诊疗技术规范规定的，应当及时向开具医嘱的医师提出；必要时，应当向该医师所在科室的负责人或者医疗卫生机构负责医疗服务管理的人员报告。

（四）保护患者隐私的义务

护士应当尊重、关心、爱护患者，保护患者的隐私。所谓隐私，是指患者在就诊过程中向医师公开的、不愿意让他人知道的个人信息、私人活动领域等，例如可造成患者精神伤害的疾病、病理生理上的缺陷、有损个人名誉的疾病、患者不愿意他人知道的隐情等，以及护士在工作中接触到的患者隐私，如个人的不幸与挫折、婚姻恋爱及性生活的隐私等。根据《护士条例》，护士对保护患者隐私负有义务和责任，这既是职业道德的要求，也是法定义务的要求。这实质上是对患者人格和权利的尊重，有利于与患者建立相互信任、以诚相待的护患关系。

（五）积极参加公共卫生应急事件救护的义务

护士有义务参与公共卫生和疾病预防控制工作。发生自然灾害、公共卫生事件等严重威胁公众生命健康的突发事件，护士应当服从县级以上人民政府卫生行政部门或者所在医疗卫生机构的安排，参加医疗救护。

第三节　构建和谐护患关系的护理伦理

护患关系是指护理人员与患者在医疗、护理活动中建立起来的人际关系。它建立在护理人员和患者双方交往的基础上，是护理人际关系中的一种特殊的关系，是人际关系在医疗情境中的一种具体化形式。良好的护患关系是进行一切护理工作的前提和关键，如何看待和处理护患关系，并运用护理道德规范使之处于和谐状态，将直接关系到患者的生死安危和护理的质量，影响到医院的护理秩序。

一、和谐护患关系的整合原则

护患关系的整合原则是消除护患交往障碍，使护患关系和谐融洽所必须遵循的基本原则。

（一）平等待人原则

平等待人是建立良好护患关系的前提。护患关系中的平等主要是指人格的平等，护患双方必须互相尊重。护理人员应尊重患者，平等待人，对任何患者都要做到一视同仁，真正践行尊重患者人格、维护患者权利的社会主义医德规范；患者也应平等对待所有的护理人员。患者就医，如果对医生比较尊重，而对护士的态度较差，对护理人员不屑一顾，无疑会伤害部分护理人员的自尊。因此，护患双方都要注意平等相待，建立礼貌、宽松、愉快、和谐的人际关系。

（二）诚实守信原则

护理人员切记"言必行，行必果"，不轻易许诺患者，一旦答应一定要做到，万一做不到，一定要说明原因；与患者沟通时绝对不能敷衍，不能为了给患者带来暂时的安慰而说一些不切实际的话；要正确评价护理效果，不掩饰护理过程中的问题。同样，患者为护士提供的病情资料和护理的反馈信息一定要真实，不能有丝毫的谎言。这样才能建立真诚的护患关系。

（三）互利合作原则

互利合作是协调护患关系的基础。护患交往是通过护理服务与被服务的方式实现互利，即双方满意的共同利益——高质量的护理效果。在护患互利的过程中，患者关注护士的道德是否高尚，护理技术是否精湛；护士关注患者的病情，包括患者对疾病的态度、是否积极接受治疗、与护士配合的程度等。可见，护患双方只有通过默契有效的合作，才能争取最佳护理效果，真正实现护患间的互利。

知识链接

护士应具备的十个"一点"

微笑多一点，　言语亲一点；
脑筋活一点，　理由少一点；
脾气小一点，　肚量大一点；
做事勤一点，　动作轻一点；
行动快一点，　技术高一点。

二、构建和谐护患关系的护理伦理规范

（一）热爱本职，自尊自强

护理事业是一项平凡而崇高的事业，这种平凡与崇高是由其工作性质与特点决定的。护理人员应珍惜自己的职业声誉，树立职业的自豪感，爱惜"白衣天使"的美称，以从事护理工作为荣，尊重自己的职业，牢固树立护士光荣、护理工作高尚的观念。护理人员必须热爱本职工作，对患者充满爱心，从通过自己护理而一天天走向康复的患者身上感受到惊喜和满足，并从中体会到自身的价值。

自尊，即尊重自己，尊重自己的职业。护理人员应给予患者更多的同情和谅解，用自己熟练的操作技术和热情周到的服务赢得患者的尊重和信赖，用实际行动维护自己的职业声誉。

（二）举止端庄，态度和蔼

护理人员的行为举止常常直接影响到患者对她们的信赖和治疗护理的信心。因此，护理人员的举止应落落大方、端庄自然、得体适度、高雅脱俗；站姿要挺胸收颌，坐姿要落座无声，离座谨慎；行姿要步履轻盈、步韵轻快，以体现出自己良好的文化修养及对对方的尊重和善意。遇到危急患者抢救时，应冷静、沉稳、神色镇定，使患者产生安全感和依赖感。

护患之间朝夕相处，护理人员的态度直接影响患者的情绪。护理人员要保持乐观的心态，以和蔼、热情的态度给陌生的患者送去微笑，给忧愁的患者送去安慰和鼓励，给痛苦的患者送去温暖和帮助，给危重的患者送去信心和力量，以体现白衣天使的关爱。

（三）尊重患者，一视同仁

尊重患者，一视同仁，是指尊重患者的生命价值、人格和权利，对所有患者平等对待。患者不仅希望从护理人员那里得到技术服务和生活护理，还希望得到护理人员的尊重和爱护，获得精神支持和心理安慰。因此，护理人员应该尊重患者的人格，无论患者的地位、贫富、病情如何，都以诚相待、平等施护；护理人员应该尊重患者的生命价值，即使面对严重后遗症的患者，也应鼓励其以坚强的意志战胜困难，实现其人生价值；护理人员应该尊重患者的各种权利，成为患者权利的忠实维护者。

（四）认真负责，任劳任怨

护理工作关系到患者的安危和千家万户的悲欢离合，每个护理人员都必须对患者的健康、安全和生命高度负责，自觉意识到自己对患者、对社会所负的道德责任；同时要不计较个人得失、不辞辛苦、不怕脏累，发扬乐于奉献、任劳任怨的精神。这就要求护理人员必须以严肃的态度、严格的要求和严谨的作风，遵守各项制度，执行各项操作规程，使各项护理措施及时、准确、安全和有效。要避免因护理工作平淡、疲倦而产生厌烦、松懈情绪，因护理工作紧张、繁忙而产生慌张、马虎作风，因护理工作不顺利、心情不舒畅而产生急躁、不耐烦的态度，因夜班无人监督而产生侥幸心理和省事念头等。

（五）语言贴切，保守秘密

语言是人们交流思想的工具，是护士必须掌握的一门技巧。护士收集患者的健康资料、进行心理疏导及健康教育无不是通过语言来实现的。护理人员的语言应该是规范的、文明的、亲切的、富有感染力的。在与患者接触的过程中，护士必须加强语言修养，应特别重视使用礼貌性语言、安慰性语言、鼓励性语言和保护性语言，使患者情绪稳定、感到温暖、树立信心。

（六）知识广博，精益求精

当前，医学、护理学模式的转化、医学新技术的发展以及各种先进医疗技术设备的应用，使护理专业的内容不断扩大。因此，一个合格的护理人员必须掌握扎实的医学、护理学专业知识及各种相关的知识，具有熟练的操作技术和丰富的临床经验。例如，护理人员应懂得有关疾病的特点、疗程及病情可能发生的变化，懂得药物的主要适应证、剂量、副作用及药物配伍禁忌，掌握医疗仪器的使用操作常规以及在技术操作过程中如何防止交叉感染等。所以护理人员要勤奋学习，不断汲取新知识，掌握新技术，不断创新并进行护理科学研究，使护理技术精益求精。

（七）理解家属，耐心解疑

护理工作离不开患者家属的配合。护理人员与患者家属关系的好坏，会直接影响患者的情绪，甚至对疾病的治疗、护理起着相当关键的作用。所以护理人员应理解家属并做好其思想工作，以尊重和同情的态度对待他们。对于家属提出的要求，凡是合理的、能够做到的，应虚心接受并予以满足；要求合理但由于条件限制难以做到的，应向家属做好解释工作，以求得对方谅解；对家属提出的不合理要求也要耐心讲解，不可急躁，也不能置之不理，应以平等的态度交换意见。

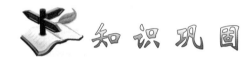

一、选择题

1. 以下属于护士权利的是（ ）。
   A. 遵守法律、法规、规章和诊疗技术规范的规定
   B. 保护患者隐私
   C. 对医疗卫生机构和卫生行政部门的工作提出意见和建议
   D. 发现患者病情危急，立即通知医生
   E. 紧急情况下为抢救垂危患者生命，可先行实施必要的紧急救护

2. 以下属于护理义务的是（ ）。
   A. 按照国家有关规定获取工资报酬、享受福利待遇、参加社会保险
   B. 获得与本人业务能力和学术水平相应的专业技术职务、职称
   C. 参与公共卫生和疾病预防控制
   D. 对医疗卫生机构和卫生行政部门的工作提出意见和建议
   E. 从事有感染传染病危险工作的护士，应当接受职业健康监护

3. 护士在紧急情况下为抢救患者生命实施必要的紧急救护，下列说法错误的是（ ）。
   A. 必须依照诊疗技术规范
   B. 必须有医师在场指导
   C. 根据患者的实际情况和自身能力水平进行力所能及的救护

D. 避免对患者造成伤害

E. 立即通知医师

4. 以下关于患者权利的描述，正确的是（　　　）。

　　A. 患者都享有稀有卫生资源分配的权利

　　B. 患者任何时候都可以选择拒绝治疗

　　C. 任何情况下患者都有权要求护士替其保密

　　D. 患者任何时候都有权要求免除其全部社会责任

　　E. 知情同意是患者自主权的具体形式

5. 下列不属于患者义务的是（　　　）。

　　A. 如实提供病情和有关信息

　　B. 避免将疾病传播他人

　　C. 尊重医护人员的劳动

　　D. 不可以拒绝医学科研试验

　　E. 在医师指导下对治疗作出负责的决定并与医师合作执行

6. 患者，男性，28 岁。因车祸受重伤后被送往医院急救，因身上未带现金，医生拒绝为患者办理住院手续。当患者家属送钱来时，已错过了抢救时机，患者最终死亡。上述医生的行为违背了患者的（　　　）。

　　A. 自主权　　　　B. 知情同意权　　　C. 隐私保密权

　　D. 基本的医疗权　　E. 参与治疗权

7. 患者，男性，45 岁，因饮酒后出现心前区疼痛被紧急送入急诊室。入院后急查心电图和心肌酶谱均提示心肌梗死。经过治疗后患者病情平稳，医生要求患者现阶段必须绝对卧床、继续观察，但患者拒绝住院，要求下床回家。此时护士应（　　　）。

　　A. 尊重患者自主权，同意患者下床回家

　　B. 尊重患者自主权，但应尽力劝导患者卧床，无效时办好相关手续

　　C. 尊重患者自主权，但应尽力劝导患者卧床，无效时行使特殊干涉权

　　D. 行使护士自主权，为治救患者，强行要求患者卧床

　　E. 尊重患者自主权，与患者家属商量后同意患者下床回家

（8~9 题共用题干）

患者，女性，20 岁，未婚，因子宫出血过多住院。患者主诉子宫出血与月经有关，去年也发生过类似情况，医生按照其主诉实施相应的治疗。一位正在妇科实习的护生和患者年龄相仿，两人很谈得来，成为无话不谈的好朋友。在一次聊天中谈及病情时，患者说这次子宫异常出血是因为服用了流产药物，但她并没有对医生讲，并要求这位护生替她保密。

8. 实习护生知道上述情况后偷偷地告诉了自己的同学，这种行为侵犯了患者的（　　　）。

　　A. 平等医疗的权利　　　B. 自由选择的权利　　　C. 知情同意的权利

　　D. 隐私保密的权利　　　E. 医疗监督的权利

9. 根据上述描述，实习护生应（　　　）。

　　A. 替患者保密，不将患者真实情况告诉医生

　　B. 替患者保密，因为上述信息不会威胁到患者的生命

　　C. 拒绝为患者保密，直接告诉医生

　　D. 说服患者将真实情况告诉医生，但一定要替患者保密

　　E. 尊重患者的决定，因为了解病史是医生的事，与护士无关

二、简述题

1. 简述护士的权利和义务。

2. 简述患者的权利和义务。

下篇

护理管理

第九章 护理管理概述

【教学目标】

知识目标：
1. 了解管理的概念、职能、对象、方法和特点；
2. 掌握护理管理的概念、特点、护理管理者的角色及基本素质；
3. 熟悉护理管理的职能、任务。

能力目标：
增强学生的管理意识，并初步具备管理患者、物品、信息等能力。

情感目标：
通过对护理管理知识的学习，树立起人性关爱、求真务实的管理理念。

【本章结构】

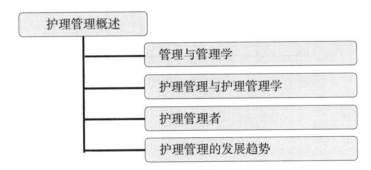

护理管理在卫生事业管理中占有举足轻重的地位，护理管理的水平直接影响医疗护理的质量、医院管理的水平以及卫生事业的发展。

在护理实践中，护理管理运用了管理学的原理、方法和技术，因此，下面首先介绍管理学的基本知识。

第一节 管理与管理学

一、管理与管理学的概念

（一）管理的概念

关于管理的概念，不同的学派从不同的角度研究并提出各自的看法。"科学管理之父"泰勒对管理的定义是：管理是确切知道要干什么，并使人们用最好的、最经济的方法去干。管理学大师斯蒂芬·P·罗宾斯认为：所谓管理，就是通过与其他人的共同努力，既有效率又有效果地把事情做好的过程。

如图 9-1 所示，所谓管理，是管理者协调人及其他组织资源，通过计划、组织、人力资源管理、领导和控制过程，实现组织目标。这个定义包含五层意思：第一，管理是一个有意识、有目的的行为过程；第二，管理的目的是实现组织目标；第三，管理的核心是执行计划、组织、人力资源管理、领导和控制；第四，管理的对象是组织内部一切可调用资源，包括人、财、物、信息、时间和空间；第五，管理的作用是提高任务完成的效率及效果，以同样的投入获得最大的社会效益和经济效益。

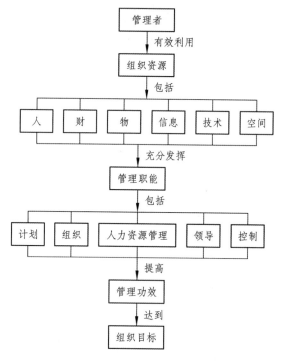

图 9-1 管理过程

（二）管理学的概念

管理学是自然科学和社会科学交叉产生的一门综合性应用学科，它是专门研究各种管理活动的基本原理、一般方法及其普遍规律的一门科学，是经济管理、行政管理、教育管理及企业管理等各种专门管理学科的共同基础理论。管理学研究的主要目的，是在一定条件下，通过合理组织和配备人、财、物等多种资源，提高组织运行效率与效果。管理是一种实践活动或过程，管理学则是研究管理活动共性问题的一门独立学科。

（三）管理者的概念

管理者是指在组织中行使管理职能，承担管理责任，指挥协调他人活动，与他人一起或者通过他人实现组织目标、目的的人，其工作绩效将直接关系到组织的兴衰成败。

二、管理的内容

管理的内容主要包括三个方面：管理职能、管理对象和管理方法。

（一）管理职能

管理职能是对管理的基本功能和活动内容的理论概括，是管理或管理人员所应发挥的作用或应承担的任务。20 世纪早期，法国的工业经济学家亨利·法约尔首次提出，所有的管理者都要执行 5 项管理职能：计划、组织、指挥、协调和控制。20 世纪 50 年代中期，美国两位管理学家哈罗德·孔茨和西里尔·奥唐奈将计划、组织、人员配备、领导和控制 5 种职能作为管理教科书的框架。下面将从计划、组织、人力资源管理、领导、控制 5 个方面来论述管理职能。

1. 计划（planing）

计划职能是管理的首要职能，是指为了实现组织目标而对未来的行动进行计划和安排。其中心任务是确定组织的目标和实现目标的具体方案。科学的计划工作，可以确定组织未来的发展方向，有效地利用现有资源，以获得最佳的经济效益和社会效益。具体而言就是确定做什么（what）、为什么做（why）、谁来做（who）、何时做（when）、何地做（where）和如何做（how）。

2. 组织（organizing）

组织职能是管理的重要职能，为了实现组织目标，必须设计和维持合理的组织结构。组织工作的主要内容是：① 根据组织的规模和任务设计组织结构；② 明确相应的职责、任务和权力；③ 为了保证工作顺利进行还要建立健全各项规章制度等。

3. 人力资源管理（human resources management）

人力资源管理是管理的核心职能。人力资源管理是指管理者根据组织内部的人力资源供需状况所进行的人员选择、培训、使用、评价的活动过程，目的是保证组织任务的顺利完成。人力资配管理职能的核心为选人、育人、用人、评人和留人。高效率的管理在很大程度上依赖于对人力资源的充分利用与开发,这也使得人力资源管理成为近 20 年来管理学科中发展最为迅速的领域之一。

4. 领导（leadership）

领导职能是指管理者通过影响下属实现组织和集体目标的行为过程，其目的是使下属心甘情愿地为组织目标而努力。领导是使各项管理职能有效实施、运转并取得实效的统帅，是联结计划、组织、人力资源管理和控制等各项管理职能的纽带。领导职能发挥的关键是通过创造和保持一个良好的工作环境，正确运用领导者的影响力来激励下属的工作自主性、积极性和创造性，从而提高工作效率，保证组织目标的达成。

5. 控制（control）

控制职能是指按照既定的目标和标准，对组织活动进行衡量、监督、检查和评价，发现偏差即采取纠正措施，使工作按照原定的计划进行或适当地调整计划使组织目标得以实现的活动过程。控制与其他管理职能密切联系。其他职能为控制提供了条件，而控制则有助于评价其他各项职能的优劣，从而推动新一轮的管理活动。

从 5 项管理职能的作用来看，各项职能间存在内在逻辑关系，即计划是前提，组织、领导是保证，人力资源管理是关键，控制是手段，5 项职能之间是相互联系、相互交叉的循环过程。

（二）管理对象

在一个组织中，管理对象主要是指人、财、物、信息、技术、时间、空间等一切资源，而其中最重要的是对人的管理。

1. 人

人是管理中的主要因素。管理对象中的各个因素和管理过程中的各个环节都需要人去掌握和推动，因此，人是管理中最重要的内容，是管理的核心。只有把每个人的积极性充分发挥出来，才能保证实现管理的效率和目标。人力资源管理旨在对人这一重要资源进行有效开发、合理利用和科学管理，不仅强调以人为本，而且重视对人的思想、心理和行为进行有效管理，做到人尽其才、人事相宜。

2. 财

财是保持组织高速发展的社会生产力的基础，任何组织都可以通过财力资源的有效整合及运用，达到提高管理成效的目的。财力资源管理的目标就是通过对组织财力资源的科学管理，做到财尽其力，用有限的财力资源创造更大的社会效益和经济效益。

3. 物

物是指组织中的有形资产和无形资产，如建筑设施、仪器设备、药品材料、能源、技术等，是人们从事社会实践活动的基础。管理者应根据组织目标和实际情况，对各种物力资源合理配置和最佳利用，开源节流，物尽其用。

4. 信息

随着信息化时代的到来，人类对各种资源的有效获取、分配和使用无不是凭借对信息资源的开发和有效利用来实现的。信息资源的管理就是对信息的获取、处理、传输、存储、开发等过程实施管理，使信息及时、准确、适时地发挥作用。管理者的任务就是根据组织目标的要求，建立完善高效的管理信息系统，保证管理层和组织各环节互相沟通、联络组织活动所需的各种信息。

5. 技术

对于一个组织来说，技术资源包括两个方面：一是与解决实际问题有关的软件方面的知识；二是为解决这些实际问题所使用的设备、工具等硬件方面的知识。

6. 时间

时间是最珍贵的资源，它不能失而复得，也不能储存。清晰的时间成本效益观念是进行有效时间管理的基础。管理者对时间进行管理，就是在同样的时间消耗情况下，为提高时间的利用率和有效性而进行的系列控制工作，使组织在最短的时间内完成更多的事。

7. 空间

空间资源是指空间环境中能够为人类开发利用、获得经济和其他效益的物质或非物质资源的总称，概括起来包括轨道资源、环境资源和天体矿物质资源。研究和开发空间资源，是为了更好地利用空间资源弥补地球资源不足的缺陷、优化资源配置、提高资源的综合利用水平，以拓展人类的生存与发展空间。

（三）管理方法

管理方法是指在管理活动中为实现管理目标、保证管理活动顺利进行所采取的具体方案和措施。近些年来，随着科学管理理念的不断深入，管理方法也逐渐趋于数据化、标准化、系统化和民主化。

① 行政方法：是指在组织内部以组织的行政权力为依据，运用行政手段，按照行政隶属关系来执行管理职能和实施管理的一种方法。行政管理方法是最基本、最传统的管理方法。

② 经济方法：是指以人们对经济和物质利益的需要为基础，按照客观经济规律的要求，运用各种物质利益手段来执行管理职能、实现管理目标的方法。

③ 教育方法：是指按照一定的目的和要求对受教育者从德、智、体几个方面施加影响，使受教育者改变行为的一种有计划的活动。

④ 法律方法：也叫"制度方法"，是指运用法律规范及类似法律规范性质的各种行为规则进行管理的一种方法。

⑤ 数量分析方法：这是建立在现代系统论、信息论、控制论等科学基础上的一系列数量分析、决策方法。

⑥ 系统方法：是指按照事物本身的系统性把管理或研究对象放在系统的形式中认识和考察的一种方法。

⑦ 权变方法：也称"情境方法"，是指管理者在面对不同的组织情境时，采取不同的管理方法。

⑧ 人本方法：人本方法不同于传统的"以物为中心"的管理方法，而是一种深刻认识到人在社会经济活动中的重要作用，突出人在管理中的地位，实现以人为中心、以谋求人的全面自由发展为终极目标的管理方法。

三、管理的基本特性

（一）二重性

管理的二重性即自然属性和社会属性。管理的自然属性是指管理所具有的指挥劳动、组织社会生产力的特性；管理的社会属性是指管理所具有的监督劳动、维护生产关系、巩固其相应社会制度的特性。

（二）目的性

管理是人们一种有意识、有目的的活动，任何一项管理活动都是为实现一定的管理目标而进行的。在实际管理活动中，只有管理目标明确，管理活动才会朝着既定的目标前进。

（三）普遍性

管理活动无处不在，它存在于人们的社会活动、家庭活动以及各种组织活动中，这就决定了管理的普遍性。

（四）科学性和艺术性

管理的科学性表现在，经过几十年的探索、总结，已经形成了一套比较完整的理论知识体系，反映了管理过程的客观规律性。管理的艺术性表现在原则基础上的灵活性、在非常情况下的应变性。管理的科学性与艺术性是统一的，科学性是艺术性的基础，艺术性是科学性的发挥。

第二节　护理管理与护理管理学

护理管理是医院管理工作的重要组成部分。在护理实践中，护理管理运用科学的管理方法，对护理工作中的人、财、物、时间、技术、信息等进行管理，以提高护理工作的效率和效果。因此，良好的护理管理可以使护理系统得到最有效的运转，以提高护理质量。

一、护理管理

（一）护理管理的概念

护理管理是以提高护理质量和工作效率为主要目标的活动过程。

世界卫生组织（WHO）对护理管理做了如下定义：护理管理是为了提高人们的健康水平，系统地利用护士的潜在能力和其他有关人员或设备、环境及社会活动的过程。

护理管理的目的在于调动护理人员的积极性，发挥每个护理人员的特长，将每个护理人员的努力朝着护理管理的目标推进，以提高护理工作的效率和效益。

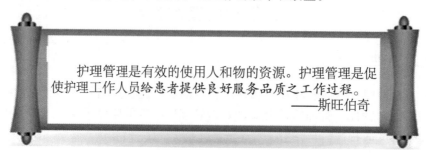

护理管理是有效的使用人和物的资源。护理管理是促使护理工作人员给患者提供良好服务品质之工作过程。
——斯旺伯奇

（二）护理管理的特点

1. 广泛性

护理管理涉及的学科广泛、参与管理的人员广泛、管理的范围广泛、管理的内容广泛，包括组织管理、人员管理、业务管理、病房管理、质量管理、教学管理、科研管理、信息管理、经济管理等（见图 9-2）。

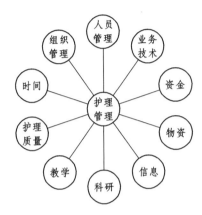

图 9-2　护理管理的范围

在医院内各个层次的护理管理者，如护理副院长、护理部主任、科护士长、护士长以及各班次的护士都要参与护理管理（见图 9-3），协调医院内各部门之间的关系以及医院和社会方面的关系，所以，要求护理管理者及护士都要学习护理管理学，具备管理能力。

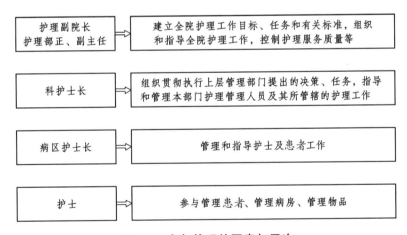

图 9-3　参与管理的职责与层次

2. 综合性

现代护理学是一门涉及多学科的综合性交叉学科，涉及管理学、护理学、临床医学、社会医学、心理学、人文科学等相关理论和知识。护理管理体制和管理方法必须适应护理学专业综合性和交叉性的特点，因此，从事护理管理工作的人员必须熟练掌握上述相关理论、方法和技术，并将其综合应用于护理管理中。

3. 实践性

护理管理活动广泛存在于护理实践过程中。例如：它重视护理人员的因素和团队的作用，注重与患者、医生及一切与患者有关的人员进行沟通和交流，并在临床护理活动中广泛、及时、准确地收集、传递、储存、反馈、分析和使用护理管理信息，用科学的方法预测未来，对意外事件进行前瞻性控制，创造性地开展工作。目前，国外护理管理理论较多，我们应在临床实践中积累本土的管理经验，不断提高管理工作的艺术性，逐步建立适合我国护理模式的管理理论和管理模式。

4. 专业性

护理学是医学领域中的一门独立的学科，是将自然科学和社会科学紧密联系起来的为人类健康服务的综合性应用科学。护理学的任务和目的在于促进人类身心健康和满足人民身心方面的护理需要。当前护理学已由医学辅助学科发展成为独立的护理学科，具有其本身的专业特点。因此，要求护理管理者在管理实践中应遵循护理专业的特点及规律性，在管理体制及管理方法上要适应专业的特点。具体表现在：适应护理工作的服务性及科学性要求；适应护理工作的个体性及协调性要求；适应护理工作的连续性及不规律性要求；适应护理人员性别特征和工作性质的要求。

5. 技术与管理的双重属性

护理人员是护理理论、护理技术的执行者，也是管理患者、病房、药品和仪器设备的管理者。护理管理既是一项技术工作，又是一项管理工作，具有技术、管理的双重属性。护理人员不但要掌握护理学的相关理论、技术，还要掌握和运用科学的管理方法。

（三）护理管理的任务

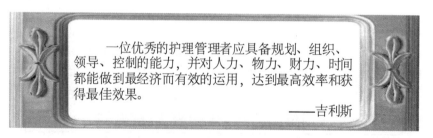

> 一位优秀的护理管理者应具备规划、组织、领导、控制的能力，并对人力、物力、财力、时间都能做到最经济而有效的运用，达到最高效率和获得最佳效果。
>
> ——吉利斯

护理管理工作的目标是确保护理系统的最佳运行，通过对护理工作人员、设备、技术、信息等进行科学的计划、组织、控制和协调，以确保护理工作的效率和效果，提高护理工作质量。护理管理的任务主要有以下两点：

1. 为服务对象提供良好的护理服务

良好的护理服务包括：提供心理咨询，降低心因性疾病，开展健康宣教，防病治病，康复指导，使服务对象的生活质量得到提高，提供一流的诊疗技术，减轻患者的痛苦，使患者早日康复。

2. 研究护理工作的特点，形成护理管理模式

现代护理的服务对象是人，而护理工作又与财、物和多种活动有关。随着人们对健康需求的增加，要求护士能针对不同服务对象提出的健康需求，设计不同的服务内容和方式，其中包

括经费的开支、方便就诊和优质服务等。在护理管理实践中要找出这些护理工作的特点和规律，总结经验，提出适应现代护理理念的管理理论，建立具有中国特色的护理管理模式。

二、护理管理学

（一）护理管理学的概念

护理管理学是管理科学在护理管理工作中的具体应用，是在结合护理工作特点的基础上研究护理管理活动的普遍规律、基本原理与方法的一门科学。它是将管理学的原理和方法应用于护理领域的一门科学，是现代护理学科的一个分支。

（二）护理管理学的研究对象

护理管理学的研究范围很广，凡是护理学研究的领域或护理活动所涉及的范围，都是护理管理学的研究范围。可概括为三个方面，即护理内容、护理管理过程、护理资源。

① 护理内容：包括护理理论、护理实践、护理教育、护理科研等。

② 护理管理过程：包括护理计划工作、护理组织工作、护理领导工作、护理控制工作等。

③ 护理资源：包括护理人力资源、护理物质资源、护理空间资源、护理信息资源等。

第三节　护理管理者

一、护理管理者的概念

护理管理者是从事护理管理活动的人或人群的总称，具体是指那些为实现护理系统组织目标而负责对护理资源进行计划、组织、领导和控制的护士。护理管理者在提升护士素质、质量监控和管理、协调工作、人才培养等方面发挥着重要作用。护理管理者应具备以下条件：

① 具有临床和管理经验，能全面履行管理者角色所固有的责任。

② 掌握护理管理实践领域的知识和技能，如管理知识体系和管理程序、护理实践标准、护理工作相关法律法规等。

二、护理管理者的角色

20 世纪 70 年代，亨利·明茨伯格提出了著名的管理者角色理论，他将管理者在管理过程中需要履行的特定职责归纳为 10 种角色，并将这 10 种角色划分为 3 种类型，即人际关系型、信息型和决策型。

（一）人际关系型角色

1. 代言者

作为护理管理的权威，护理管理者必须履行有关法律、社会、专业和礼仪等方面的责任。例如，需要代表所属单位举行各种护理行政和护理业务会议，或接待来访者，签署法定文件，履行许多法律和社会性的义务等。

2. 领导者

作为领导者角色，护理管理者要通过自身的影响力和创造力营造出一个和谐的组织环境，运用引导、选拔、培育、激励等技能，充分发挥护士的潜能并促进其不断成长。

3. 联络者

护理管理者在工作中需要不断地与护士、上级护理管理者、医师、其他医技人员、患者及家属、后勤人员等进行有效沟通，并营造出良好的工作氛围和利于患者治疗和康复的环境。

（二）信息型角色

1. 监察者/监督者

作为监察者/监督者，护理管理者要持续关注护理系统组织内外环境的变化，以获取对护理系统组织发展有利的信息。

2. 传播者

护理管理者因其获取信息的特殊地位，可以控制和发布信息。

3. 发言人

护理管理者可以运用信息提升护理系统组织的影响力，向外界、公众、护理对象、同行及媒体等发布护理系统组织的相关信息，以使护理系统组织内部和外部的人都对护理系统组织产生积极反应。

（三）决策型角色

1. 创业者

护理管理者的角色功能体现在需要适应不断变化的环境，能敏锐地抓住机遇，在观念、思想、方法等方面进行创新与改革，如提供新服务、发明新技术、开发新产品等，以谋划和改进护理系统组织的现状与未来。

2. 协调者

在日常护理工作中，或多或少会发生一些非预期的问题或变化，例如，护士之间或护患之间的冲突、护理资源损失、突发的危重患者抢救等。护理管理者的任务就是及时有效地处理非预期问题，维持正常的工作秩序，创建和谐的工作氛围。这就要求护理管理者善于观察环境中的变化，对工作中可能出现的危机进行预期，对护理工作矛盾或突发的护理事件及时采取有效的应对措施。

3. 资源分配者

护理管理者负责并监督护理资源的分配和管理，结合护理组织的整体目标及决策，有效利用资金、时间、材料、设备、人力及信息等资源。例如，根据不同护理单元所承担的工作量及工作难度，评估和制订其所需的人力资源和其他资源，从而保证各项护理工作顺利进行。

4. 谈判者

护理管理者常常代表护理组织和其他管理者与护理组织内外成员进行正式、非正式的协商和谈判，例如，向上级申请调整护士、增添医疗仪器设备、与护理院校商谈临床教学合作方式及法律责任等。护理管理者还需要平衡护理组织内部资源分配的需求，尽力使各方达成共识。

不同层级的护理管理者对各种角色的注重程度也有差别。一段情况下，较高层的护理管理者更注重代言人、联络者、传播者、发言人和谈判者的角色，而对于病房护士长等基层护理管理者而言，领导者的角色更为重要。

三、护理管理者的基本素质

管理者的基本素质是指管理者应具备的基本条件，是管理者工作方法与工作艺术的基础，涉及政治思想道德、理论思维、文化、心理、生理等多种因素。这些因素体现和决定着管理者的才能、管理水平及工作绩效。

护理管理者的基本素质主要包括身体素质、政治素质、知识素质、能力素质和心理素质。

1. 身体素质

身体素质是管理者最基本的素质。护理管理者每天都要面对繁重的工作，没有健全的体魄和良好的身体素质，管理者就失去了事业成功最起码的条件。身体素质主要包括体质、体力、体能、体型和精力。

2. 政治素质

政治素质是指个人从事社会、政治活动所必需的基本条件和基本品质。护理管理者需要具备对护理事业和管理工作的热爱和献身精神，树立"管理即服务"的管理理念，培养较强的事业心和责任感。护理管理者要正确处理国家、组织和个人三者之间的利益关系，不断提高自身的政治思想修养和道德品质水平。

3. 知识素质

知识是提高管理者素质的源泉和根本。护理管理者不仅要具备医学、护理等专业领域的理论知识和技术方法，还要掌握现代管理科学知识以及与护理、管理相关的社会、人文科学知识，以适应高速发展、日趋复杂的综合性护理工作和管理活动的需要。

4. 能力素质

能力是管理者把各种理论和业务知识应用于实践、解决实际问题的本领，是护理管理者从事管理活动必须具备的、直接影响工作效率的基本素质。护理管理者的能力素质是一个综合的概念，包括以临床护理技能、护理工作程序管理技能及风险管理技能等为主的技术能力，以处理人际关系、识人用人、调动人的积极性等为主的人际能力，以发现并解决问题、决策应变等为主的概念能力。不同层次的管理者其能力要求并不相同，一般而言，高层护理管理者重在培养概念能力，中层护理管理者主要需要人际能力，而基层护理管理者则更偏重于技术能力。

5. 心理素质

心理素质是一个广泛的概念，涉及人的性格、兴趣、动机、意志、情感等多种因素。良好的心理素质是指心理健康或具备健康的心理，能够帮助管理者在面对繁重工作时保持稳定的情绪和工作热情。

第四节　护理管理的发展趋势

护理工作涉及患者就医的各个环节，在保障医疗质量、促进医患和谐等方面发挥着越来越重要的作用。因此，只有加强医院护理队伍的科学管理，提高管理效率，才能促进护理事业的健康发展，以适应社会经济发展和人民群众健康服务需求不断提高的需要。

今后护理管理的发展趋势是：

① 管理队伍专业化。护理管理队伍的专业化水平是决定管理效果的重要因素。"专业化"主要体现在 3 个方面：完善的管理体制；管理的科学性；依法依规进行管理。

② 管理手段信息化。随着信息技术在医疗领域的普及，未来护理管理的重点必然是信息系统的建立以及对大数据的管理和应用。

③ 管理方式弹性化。弹性化管理是现代管理发展的重要趋势。单一固定的组织系统和管理模式已不再适合当今日益变化的社会环境，未来的管理体制和模式将趋于灵活且富有弹性。护理管理的弹性化主要表现为：因地制宜的管理模式；人性化的管理方法；弹性化的激励方案。

④ 人才培养国际化和精准化。为了适应经济发展及人类活动全球化趋势，国内护理人才培养需要具有国际视野，加强护理领域的国际交流与合作，有助于推动我国护理事业的持续发展。

⑤ 护理人力使用科学化。按照社会主义市场经济体制的要求，通过市场机制来促进护理资源的合理配置和有效利用。

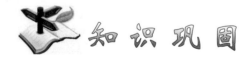

知识巩固

一、名词解释

1. 管理　　2. 管理学　　3. 护理管理　　4. 护理管理学　　5. 护理管理者

二、单项选择题

1. 管理对象中的人是指（　　　　）。

A. 管理的下属　　　　　　　　　　B. 被管理的劳动者

C. 社会系统中的所有人　　　　　　D. 被管理的劳动者及下属管理人员

2. 护理管理（　　　）。

A. 是医院管理的组成部分

B. 是对护理人员的管理

C. 是以提高护理质量和工作效率为主要目的的活动过程

D. 是对患者的管理

3. 护理管理对象范围广，参加管理的人员多，反映了护理管理的（　　　）。

A. 广泛性　　　　B. 实践性　　　　C. 专业性　　　　D. 规范性

4. 管理的基本方法不包括（　　　）。

A. 行政方法　　　B. 经济方法　　　C. 考核方法　　　D. 法律方法

5. 关于护理管理的目的，下列说法不妥的是（　　　）。

A. 调动组织内人员的积极性　　　　B. 发挥每个人的特长

C. 将每个人的努力朝着完成个人目标的方向推进　　　D. 提高护理工作的效率

6. 管理活动中排在第一位的基本职能是（　　　）。

A. 领导　　　　　B. 控制　　　　　C. 组织　　　　　D. 计划

三、简答题

1. 简述管理的基本职能和对象。

2. 简述管理的基本特征和基本方法。

3. 简述护理管理的特点和任务。

4. 简述护理管理者的角色和基本素质。

5. 简述护理管理的发展趋势。

第十章　计划职能

【教学目标】

> **知识目标：**
> 　1. 掌握计划、目标管理、项目管理、时间管理的概念以及目标管理与项目管理的异同；
> 　2. 熟悉计划在护理管理中的作用及意义。
> **能力目标：**
> 　1. 能运用形成计划的基本步骤及方法，制订合理的护理工作计划；
> 　2. 能运用时间管理方法提升护理管理的有效性；
> 　3. 能运用目标管理要素对护理工作形成可行的目标管理方案。
> **情感目标：**
> 　对计划职能树立科学的认识。

【本章结构】

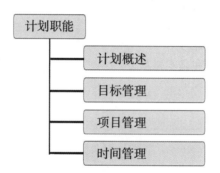

计划是管理的基本职能之一，也是管理的首要职能。计划是连接现在与未来的桥梁。管理的过程是以计划职能开始的，有成效的计划对任何一个组织的成功都是具有积极作用及重要意义的。管理学家法约尔曾指出：管理的过程就是预测、计划、组织、指挥、协调、控制的过程。法约尔认为，管理活动由 5 种要素构成，即计划、组织、协调、指挥、控制，而计划是全部管理职能中最基本的一个职能，是其他四项职能的基础。因此，计划在护理管理过程中具有重要意义。

第一节　计划概述

一、计划的概念与作用

（一）计划的概念

计划（plan）是根据需要解决的问题，经过科学的预测，权衡客观的需要和主观的可能，制订出组织目标，统一指导组织内部各部门及人员的活动，以实现组织的宗旨。计划是人们对

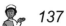

未来的筹划和安排。古人云："凡事预则立，不预则废"，其中的"预"就是指计划。

计划可通过"做什么""为什么做""谁去做""何地做""何时做""怎么做"来进行清晰的描述，即通常所说要通过 5W1H 来回答。

What：决定做什么？指设立目标和内容，明确计划工作的具体任务和要求。

Why：说明为什么要做？弄清原因和理由，明确计划的宗旨、目标和战略。

Who：由何人来做？落实执行人员，规定计划的每个阶段由哪些部门和人员来负责、协助、监督执行等。

Where：在什么地方做？确定实施计划的地点和场所，掌握和控制环境条件和空间布局。

When：什么时间开始做？明确计划的开始及进度，以便进行有效的控制和对能力及资源的平衡。

How：用什么手段方式来完成？制定实施措施，对人、财、物等资源合理使用和分配。

（二）计划的作用

计划的作用是：

① 明确工作目标和努力的方向。
② 有利于应对突发事件及减少工作中的失误。
③ 提高管理效率和效益。
④ 形成管理控制工作的基础。

二、计划的种类及形式

（一）计划的种类

1. 按计划的层次分类

按计划制订的层次，计划可分为战略计划、战术计划和作业计划 3 种类型。

战略计划：指决定整个组织的目标和发展方向的计划。战略计划是对如何实现战略目标所进行的谋划，也是制订其他计划的依据，一般由高层管理者制订。

战术计划：是战略计划的实施计划，较战略计划更加具体，一般由中层管理者负责制订。

作业计划：是战术计划的具体执行计划，是为各种作业活动制订的详细具体的说明和规定，是实际执行和现场控制的依据，一般由基层管理者负责制订。

2. 按计划的时间分类

根据计划的时间长度，计划可分为长期计划、中期计划和短期计划 3 种类型。

长期计划：一般指 5 年以上的计划，是建立在对未来发展趋势的一定预测、评估论证的基础上，规定了组织的各个部门在较长时期内从事某项活动应达到的目标和要求，制定了组织的长期发展方向。长期计划由高层管理者制订，对组织具有一定的战略性。

中期计划：一般介于长期计划和短期计划之间，是根据组织的总体目标完成要求进行制订，衔接短期计划和长期计划。

短期计划：一般指 1 年或 1 年以内的计划，是具体的工作部署、活动安排和应达到的要求，为组织内部各成员在近期内的行动提供了依据。

3. 按计划的重复性分类

计划是为了完成目标而设置的。按照目标使用的次数可以把计划分为持续性计划和一次性计划。持续性计划是为了重复完成某些目标而进行重复行动的计划。一次性计划是为了完成某一特定目标而制订的计划，目标完成后即废弃。

4. 按计划的范围分类

根据计划的范围，可以把计划分为整体计划和职能计划。整体计划是整个组织范围的全面计划，又称总计划。职能计划是各个职能部门以其业务为范围进行的计划。

5. 按计划的约束程度分类

按照计划的约束程度，计划可分为指令性计划和指导性计划。指令性计划由主管部门制订，以指令的形式下达给执行单位，要求严格按照计划的方法和步骤执行，具有强制性，易于执行、考核及控制，但缺少灵活性。指导性计划由上层管理层下达给下级单位，按照计划完成任务、目标和指标，对完成计划的具体方法不做强制性规定。

（二）计划的形式

计划的形式多样。哈罗德·孔茨按照计划的不同表现形式，将计划分为宗旨、目的或任务、目标、策略、政策、程序、规则、规划及预算等。

宗旨：是社会赋予一个组织的基本职能及使命。它反映了一个组织是做什么的和应该做什么，例如"以患者为中心的护理宗旨"。

目的或任务：目的起组织的作用，是社会赋予一个组织的基本职能的具体反映，一个组织应该具有 1 个或 1 个以上的目的或任务，例如护士的任务是帮助人们"保持健康、预防疾病、减轻痛苦、促进康复"。

目标：是指在宗旨、任务的指导下，整个组织活动要达到的可测量的具体成果，例如"本年度本院住院患者的健康教育率达到 100%"。

策略：是为实现组织目标而采取的对策，是实现目标的总体行为过程、工作部署以及人力、物力、财力、时间、信息等资源的安排，例如某医院的发展策略是重点发展优势学科。

政策：是组织在决策和处理问题时，用来指导和沟通思想和行为的明文规定。政策指明了组织活动的方向和范围，鼓励什么，限制什么，目的是保证行动目标的一致，例如护士晋升的政策。

程序：是根据时间顺序而确定的一系列相互关联的活动，是处理重复发生的例行问题的标准方法，例如患者入院程序。

规则：是根据具体情况采取或不采取某个特定行动的要求，是一种最简单的计划，例如某公共场所"禁止停放自行车"。

规划：是为实施既定方案制订的一个综合性计划，包括宗旨、目标、政策、程序、规则等。规划有大有小，例如某医院制订了社区卫生服务中心的发展规划，其中有护理人员的培训计划。

预算：是一种能用数据或数值表示的计划。例如，某医院护理部制订明年的护理人员培训计划，预算为8万元。

三、计划的原则及步骤

（一）计划的原则

计划的根本目的在于保证管理目标的实现。为使计划有效地发挥作用，必须把握计划的以下原则：

① 目标性原则。目标既是行动的起点，也是其终点。制订计划应该以目标为导向，目标要求具体、可测量。例如，某护理部确定的目标是本年度护士"三基"考试优秀率达90%。

② 系统性原则。要求制订计划时要从整体效益出发，小局服从大局，局部服从全局，全面考虑系统中各构成部分的关系以及它们与环境的关系。

③ 重点性原则。要求制订计划时需全面考虑各相关因素，分清主次和轻重缓急，抓住关键和重点，解决影响全局的重点问题。

④ 灵活性原则。要求制订计划时留有余地，要有弹性；坚持动态的、发展变化的观点，充分发挥人的能动性和创造性，以适应未来各种不确定因素的变化。

⑤ 优选性原则。要求制订计划时应尽可能地多设计几种可供选择的方案，并从中选取一种具有先进性、科学性、实用性和相对经济的方案作为执行计划。

（二）计划的步骤

1. 分析形式

这是计划的第一步，要求进行全面而充分的调查、预测和分析。调查和分析的内容为：① 社会需求、社会环境等社会因素对组织的影响；② 组织的资源情况；③ 组织内部的实力、现状、政策，包括人力资源的利用；④ 服务对象的需求。

2. 确定目标

在第一步的基础上为组织或个人制定目标。明确的目标应包括时间、数量、质量三方面的内容。通常在确定总目标后，各部门按照总目标拟定分目标，总目标控制分目标，层层控制，以把握和有效控制全体员工努力的方向。

3. 评估资源

评估资源是指执行计划的预期环境。对预期环境了解得越细致、透彻，并在计划时科学、认真而具体地进行运用，则计划的可行性就越强。预期环境一般分内、外两种。

4. 拟订备选方案

根据目标提出多个备选方案。拟订备选方案时需注意：① 方案与组织目标的相关程度；② 可预测的投入与效益之比；③ 公众的接受程度；④ 下属的接受程度；⑤ 时间因素。

5. 比较方案

备选方案确定后，根据计划的前提条件和目标，认真讨论、分析和论证每一个方案，并按优先次序排列。排列优先次序可依据：① 所期望的社会效益；② 是否符合政策规定；③ 公众的准备程度；④ 社会关系的有关因素；⑤ 时间安排的可行性。

6. 选定方案

这是决策的关键步骤。在对各种备选方案进行分析和评价的基础上，选择具体、明确、经济、可行的方案，并明确实施的具体时间和步骤。

7. 制订辅助计划

选定基本方案后，将总体计划进行分解，列出单项计划或辅助计划，以辅助和扶持该总体计划的执行。

8. 计划预算

这是计划的最后一步，是对选定方案中所涉及的有关经费进行测算，是数字化的计划，是衡量计划工作进度和完成程度的重要标准。

第二节　目标管理

目标管理的思想是由美国著名的管理学家彼得·德鲁克于 20 世纪 50 年代最先提出的。目标管理是现代管理中的一种先进的管理思想和方法，它以工作目标为中心，加强组织全面计划管理，以提高组织的经济效益和社会效益为目的。

一、目标及目标管理概述

（一）目标与目标管理的概念

目标是一个计划或方案要实现的最终的、具体的、可测量的预期结果。

目标管理是在组织内管理人员和工作人员共同参与目标的制定，在工作中实行自我控制并努力完成工作目标的管理方法。

（二）目标管理的作用

1. 主导作用

目标对组织的发展规划、管理活动、成员努力方向等起着主导作用。目标还为组织决策和组织行为提供了方向。目标直接影响组织活动及组织成员的行为，关系到组织的兴衰存亡。管理者只有明确组织目标，才能判断组织前进的正确方向。

2．标准作用

目标是检验组织中各部门或成员行为结果的标准,是评价组织或成员行为结果的衡量尺度。它可以衡量组织行为是否符合组织需要、对组织任务的完成是否有利。组织目标的实现与否,可作为对组织各部门和成员进行考核的依据。

3．激励和推动作用

目标决定着组织应该走向哪里、将如何到达。明确的目标使管理者和被管理者都受到激励,转化为一种强烈的推动力,使其尽最大努力去完成组织任务。明确的组织目标,注重将个人需要与组织目标有机结合起来,以提高组织成员的工作自主性及责任感,激励组织成员在实现组织目标的同时发挥个人潜能,并在组织中获得更大发展。

4．协调作用

目标规定了组织成员的具体任务及责任范围,对组织中各部门及成员的思想、行动具有统一和协调作用,可以使组织中各部门及成员的思想和行动协调一致,从而提高工作效益。

二、目标管理的过程及应用原则

（一）目标管理的过程

目标管理的过程分为 3 个阶段,这 3 个阶段周而复始,呈螺旋状上升,以不断达到新的目标。

1．制定目标

目标的设置是目标管理过程中最重要的阶段,这个阶段可分为 4 个步骤:① 高层领导制定总体目标;② 审议组织结构和各层级职责分工;③ 设定下级目标和个人目标;④ 上级和下级协商,形成目标责任。

2．实施目标

目标管理者采用自我管理的办法,按照目标总体要求、目标规范及权限范围,调动各种有利资源和自身能力,积极开展行动以确保目标的实现。上级管理者的主要任务是协助、指导、咨询、监督、支持以及为下属创造良好的工作环境。

3．考核目标

一定时间和期限后,上下级应一起对目标完成情况进行检查、评价和考核。
目标考核的重点在于:① 考评成效;② 绩效考核;③ 总结经验。

（二）目标管理的应用原则

1．目标制定必须科学合理

科学合理的目标是目标管理的前提和基础。目标管理能不能产生理想的效果、取得预期的成效,首先取决于目标的制定,即组织内目标的制定是否恰当。

2. 加强管理体系的控制

在进行目标管理的过程中，要建立完善的指导及管理体系，协调落实实现目标的人、财、物、技术及信息等各类资源，指导落实目标管理的内容、方法、任务，对时间进度进行把控，掌握管理方向，督促检查及考核，跟踪每一个目标的进展。

3. 发挥全员"自我控制管理"

目标管理是管理者与员工在具体、特定和明确的目标上达成协议，并定期以目标为依据来检查和评价自身工作的一种管理方法。

4. 明确各层级及每个人的责任

目标制定以后，要在组织中各个层级及人员、部门之间建立纵横联结的完整的目标实施体系，各层级人员应明确实施目标管理的责任和目标管理各阶段的进度表，了解自己的工作价值并调动工作积极性，从而有效提高工作效率和工作质量。

5. 强调人人参与

目标管理非常重视上下级之间的协商、共同讨论和意见交流。通过协商，加深对目标的了解，消除上下级之间的意见分歧，取得上下级目标的统一。各级管理者应将目标层层分解，适当授权，做到责权一致。

6. 注重对结果进行绩效考核

目标管理属于结果导向型的考评方法，是以实际成果或结果为基础，考评的重点是员工工作的成效和劳动结果。

7. 做好宣传教育

实施目标管理前，管理者应加强宣传教育工作，清晰地说明实施目标管理的目的，让各级人员了解目标管理的方法、作用、意义和内涵，明确工作任务、工作标准、资源及限制条件等，统一认识，上下一致，共同完成目标。

8. 高层领导要重视

高层管理者要对目标管理有全面统一的认识，理清目标管理与工作任务的关系以及在绩效评价时的作用，并且对实施目标管理给予支持，保证总体目标的实现。

第三节　项目管理

项目管理起源于美国，是第二次世界大战后期发展起来的重要的管理技术之一。项目管理从经验走向科学，经历了潜意识的项目管理、传统的项目管理和现代项目管理三个阶段，并在各个行业得到了广泛应用。

一、项目管理的概念及要素

（一）项目管理的概念

项目是一次性、临时性的任务。项目管理是通过项目相关人的合作，把各种资源应用到项目中，以实现项目目标并满足项目相关人的需求。

项目管理具有以下特点：

① 一次性。项目有明确的起始时间和结束时间，没有可以完全照搬的先例，也不会有完全相同的复制。

② 独特性。每个项目过程总是独一无二的。

③ 目标的确定性。项目管理必须有确定的目标，如时间性目标、成果性目标、约束性目标等。

④ 活动的整体性。项目中的一系列活动都是相互关联的，构成一个整体。

⑤ 组织的临时性和开放性。为了完成项目而设立的组织是临时性的且没有严格的边界，其成员、人数、职责是变化的。

⑥ 成果的不可挽回性。因为每个项目都是唯一的、独特的，这决定了项目在一定条件下启动后，一旦失败就永远失去了重新开始的机会，有较大的不确定性和风险。

（二）项目管理的要素

为了有效地完成项目，实现良好的项目管理过程，项目管理要与多个要素相关联，包括项目、活动、项目相关人、项目进度、目标、计划、资源与需求等。

① 项目：是为创造独特的产品、服务或结果而进行的一次性努力。

② 活动：是项目执行的工作元素。一个活动通常涉及预计的时间、成本和资源需求。

③ 项目相关人：是通过合同和协议联系在一起的参与项目的各方人员。

④ 项目进度：是执行项目各项活动的计划日期。按照日期先后顺序排列项目活动启动和完成的日期。

⑤ 目标：是项目需要达到的最终结果，是为了完成项目必须作出的、可测量的、有形的或可验证的任何成果、结果或事项。可分为必须满足的规定目标和附加获取的期望目标。

⑥ 计划：是指未来行动过程中的预定路线，是为了达到特定目标预先策划好的具体方法。项目计划和调度是项目成功的最重要因素。

⑦ 资源：是一切具有现实和潜在价值的物质。

⑧ 需求：是项目发起人或顾客的要求，是制定项目目标的前提。

二、项目管理的过程及应用原则

（一）项目管理的过程

项目管理过程一般分为以下 5 个阶段：

1. 项目的提出和选择

首先根据实际工作提出需要，然后进行项目识别，再付诸实践。这个过程包括 3 个阶段：① 项目构思的产生和选择；② 建立项目的目标和明确项目的定义；③ 项目的可行性。

2. 项目的确定和启动

针对拟定的项目,以书面形式说明项目目标、项目的必要性、可产生的效益、需要投入的资源等,以申报权力部门批准。

3. 项目的计划和制订

项目计划是项目组织根据项目目标的规定,对项目实施的各项活动作出的周密安排。

4. 项目的执行和实施

通过项目实施前的准备,进行计划的核实和签署,之后执行项目,开展工作。

5. 项目的追踪和控制

为了保证项目按照计划完成,必须要对项目进行控制。项目控制方式包括前馈控制(事先控制)、过程控制(现场控制)和反馈控制。控制的内容包括进度控制、费用控制及质量控制等。

(二)项目管理的应用原则

项目管理是一个较新的管理模式,为临床护理管理者提供了全新的思路和管理工具,在运用中应重点关注和把握以下关键问题和要点。

1. 掌握项目管理内容

设定好项目管理内容是做好项目管理的基础和保障。项目管理内容包括以下几个方面:① 项目范围管理;② 项目时间进度管理;③ 项目成本费用管理;④ 项目质量控制管理;⑤ 项目人力资源管理;⑥ 项目沟通管理;⑦ 项目风险应对管理;⑧ 项目采购管理;⑨ 项目集成管理。

2. 设置项目管理专门机构和人员

针对项目的规模、复杂程度、潜在风险等因素设置项目管理的专门机构及专职人员,必要时设置项目主管,对项目进行临时授权管理。主管部门或主管人员在充分发挥原有职能作用或岗位职责的同时,全权负责项目的计划、组织与控制。

3. 明确目标和计划

项目的目标是完成项目的指南,理解和明确目标是首要任务。在目标细化、技术设计和实施方案确定后作出周全的计划是项目成功的基础。

4. 明确和了解项目管理者的角色

在项目管理中不同职能部门的成员因为某一个项目而组成团队,项目经理则是项目团队的领导者,所肩负的责任就是领导团队准时、优质地完成全部工作,实现项目目标。

5. 加强监测,及时评估

及时、定期地监测项目的实际进程,明确实际进程与计划进程的差距和变化,及时调整,是有效完成项目管理的关键。当项目完成后，管理者应针对项目团队和完成情况进行反馈，对项目绩效进行评估，总结经验，为今后的项目管理提供可借鉴的建议和意见。

第四节　时间管理

时间是一项特殊、不可替代、不可或缺的资源。时间对于每个人都是公平的，过去了的时间将不会倒转，不可再生。在今天这个信息时代里，人们的工作和生活节奏日益加快，如何抓住转眼即逝的时间，最大限度地提高时间的利用率和有效性，是每个人都要思考的问题。

一、时间管理的概念及作用

（一）时间管理的相关概念

1. 时间

从古至今，人们从不同角度对时间进行了解释。富兰克林曾说："时间是构成生命的要素"。还有人说"时间就是金钱""时间就是力量，是速度，是知识，是财富"等。时间和空间都是客观存在的，人们都在其中不断地运动着，都在花费时间。时间的价值是不可测量的，无故地浪费时间必然失掉一切。时间是根据物质在空间中的运动来测定的，标准时间是秒针运动 60 次为 1 分钟。

2. 时间管理

时间管理是指在同样的时间消耗情况下，为提高时间的利用率和有效率而进行的一系列控制工作，包括对时间的计划和分配，以保证重要工作的顺利完成，并能够及时处理突发事件或紧急变化。

（二）时间管理的作用

时间管理的作用如下：

① 提高时间价值。尽管时间是无形的，但它是有价值的。学会科学管理时间的办法，就能够合理地使用和安排时间，创造更多的成就和业绩，获得最大的时间价值和效益。

② 有效利用时间。管理者要学会灵活运用时间管理方法，对时间资源进行合理分配和使用。

③ 提高工作效率。时间管理实质上就是"自我"管理，我们不能控制时间的流逝，我们只能管理自己，在有限的时间内提高工作效率。

④ 提高时效观念。从某种意义上来说，护士做好时间管理具有更为重要的意义。因为护士不仅运用着自己的时间，而且直接或间接地影响着患者等其他人的时间。比如，在为患者给药、急救、处理突发意外等护理工作中，时间安排的不同和时机选择的不同，往往会产生不同的后果及影响。

二、时间管理的过程及应用原则

（一）时间管理的过程

1. 评估

（1）评估时间使用情况

了解自身时间的分配和使用情况，按照时间顺序罗列和记录一定时间内的活动、活动的原因、计划使用的时间、实际消耗的时间、是否有紧急和不可控时间的花费等。可将活动进行分类，计算每一类活动所付出的时间占总体工作日时间的比例，判断时间分配的合理性，寻求时间管理方案的修正点并进行调整。

（2）掌握和利用自己的生物特性

掌握自己的生物钟周期变化，也就掌握了自己的效率周期，充分利用精力最佳时间做最重要的工作，而把日常事务和次要工作安排在生物钟处于低潮的时段。

（3）评价浪费的时间并分析影响因素

浪费时间是指花费的时间对实现组织和个人目标毫无意义。评价浪费的时间是时间管理的反馈，以便有针对性地克服。浪费时间的原因可分为主观和客观两方面因素（见表 10-1）。

表 10-1　常见浪费时间的主要因素

客观因素	主观因素
1. 计划外的来访、电话、会议等打扰	1. 工作松懈、拖拉
2. 过多的社交活动	2. 主次不分，计划不周或缺乏计划
3. 会议过多或不精，耗时低效	3. 工作目标与方针制定欠缺
4. 信息不足、不畅	4. 授权不足而忙碌被动
5. 沟通不畅，导致误解、推诿、澄清	5. 不善于拒绝
6. 协作者能力不足	6. 无计划地随时接待来访
7. 突发事件干扰	7. 处理问题犹豫不决、缺乏果断
8. 上级布置与本职无关之事	8. 文件、物品管理无序
9. 政策、程序、要求不清	9. 目标不清，盲目决策或缺乏决策能力
10. 文书档案繁杂、手续过多	10. 因个人不良习惯延误

2. 运用时间管理方法

（1）ABC 时间管理分类法

美国著名的时间管理专家阿兰·拉金指出，为了有效地管理及利用时间，管理者必须将自己的目标分为 3 个阶段，即五年目标（长期目标）、半年目标（中期目标）及现阶段的目标（短期目标），然后将这些目标分为 A、B、C 3 类，即 ABC 时间管理法。ABC 时间管理法就是要抓住关键因素，解决主要矛盾，保证重点，兼顾一般。

ABC 时间管理法首先是建立工作时间表，将目标首先分为 3 类（见表 10-2）。将一组目标整齐排列，最优先项目是 A，所有 A 和 B 都做完后才做 C 类项目。如果把 A、B 两类事情办好，就完成了工作的 80%，这也是意大利著名经济学家巴瑞多的 80/20 原则的运用，该规则说明：一组项目中 80% 的价值通常集中在该组项目的 20% 上，也就是说，因完成 20% 的目标而可能获得 80% 的效果。因此，应该注意并优先处理每天工作时间表上最重要的项目。

表 10-2 ABC 时间管理分类

分类	特 征	要 求
A 类	必须做的，最迫切、紧急、重要，如果不处理对完成组织目标影响大	亲自、立刻、花时间去做好
B 类	应该做的，迫切、较重要，如果不处理对完成组织目标有一定的影响	最好亲自去做，但也可以授权让下属去做
C 类	可做可不做的，不重要或不紧急，如果不处理对完成组织目标影响不大	有时间去做，没有时间时拒绝或延迟去做，或授权去做

（2）四象限时间管理法

要确定各项工作如何分类，以便合理安排时间，就要考虑每项活动的重要性和急迫性的影响。美国著名管理学家史蒂芬·科维提出了时间管理四象限理论，即将工作按照重要和紧急两个不同的程度划分为四个"象限"：既紧急又重要、重要但不紧急、紧急但不重要、既不紧急也不重要（见图 10-1）。

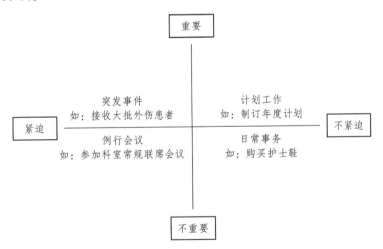

图 10-1 四象限时间管理法

必须做的是非常重要或非常紧迫的事情；应该做的是重要并且紧迫的事情；有时间就要做的是重要但不紧迫的事情；可授权给他人做的是不重要的事情。前两类分别为 A、B 类事情；后两类可归入 C 类。如果能够较好地把事情分类，完成 A、B 两类工作，就等于完成全部工作的 80%；若临时催问 C 类的事，可将该事列入 B 类，若持续或者有人亲自催问，就可将此事划入 A 类，这就是所谓的"有计划的拖延"。俗语说："计划赶不上变化"，事先安排的行事计划，必要时仍需更改，只要把握原则，任何调整都是可以接受的。如果 A 类事情太复杂或工作量太大，可将部分工作授权给别人去做，或采取将事情分为若干阶段、逐点解决的方法。最主要的是将时间用于最重要的工作上，在适当的情况下要勇于且有技巧地拒绝不必要的事情。

（3）拟定时间进度表法

面对千头万绪的工作，一方面有常规工作，另一方面可能被一些突发事件挤占时间，因此可事先拟定工作活动进度表，最大限度地减少时间浪费。时间进度表要详细且有弹性，既保证正常工作进度，又能处理突发事件。

3. 效果评价

时间管理评价是针对时间的使用情况进行的，是根据人们时间管理的实际状况，通过定性和定量的鉴别和测定，对时间管理的效果进行综合分析、判断、系统评价，从而提高工作效率的过程。

（二）时间管理的应用原则

时间管理要求管理者明确要实现的目标及为实现目标要进行的活动。人总是无时无刻要面对"时间运用"的问题。我们每天都会有意想不到的事情、挑战、契机、理由、借口，使我们无法按照计划行动，我们如何应付，采取什么样的选择，是否因为无法做到每件事而产生挫折感，或因为急着想做每件事情而筋疲力尽？管理者必须面对"如何善用时间"的挑战。

1. 时间管理基本程序

时间管理基本程序包括以下几个方面：① 列出目标；② 决定优先顺序；③ 列出实现目标所必须进行的具体活动和优先顺序；④ 按照事件的优先顺序，将时间适当规划；⑤ 行动；⑥ 做好时间管理记录。

2. 合理安排时间

合理安排时间的帕金森定律提出，只要还有时间，工作就会不断地扩展，直到用完所有的时间。根据这一定律，管理者不能给一项工作安排过多的时间，否则就会使工作缓慢进行，直到用完安排的所有时间。因此应合理安排时间，并进行时间预分配，对自己实际的时间支出要按标准进行有效控制。

3. 保持时间利用的相对连续性和弹性

根据心理学家的研究，人们专心做一件事或思考一个问题时，最好能连续完成，避免把整块时间拆散。

4. 学会授权与拒绝

管理者应理解，很多工作不可能事必躬亲，学会授权并正确应用是基本的领导艺术。

5. 养成良好的工作习惯

管理者应培养自身的时间成本观念和时效意识，提高掌控时间的能力，能够灵活运用时间管理的技巧。

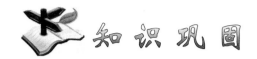

一、名词解释

1. 计划　2. 目标管理　3. 项目管理　4. 时间管理

二、单项选择题

1. 下列计划的描述，正确的是（　　　）。

   A. 计划可以使行动朝着目标进行　　B. 计划工作是面向现在

   C. 计划工作强调效益　　　　　　　D. 计划是管理者控制一切的标准

2. 长期计划一般是指（　　　）。

   A. 3 年以上的计划　　　　　　　　B. 4 年以上的计划

   C. 5 年以上的计划　　　　　　　　D. 8 年以上的计划

3. 护士长制订开展社区护理服务项目计划的第一步是（　　　）。

   A. 设立方案　　　B. 分析形势　　　C. 确定目标　　　D. 评估资源

4. 下列目标描述中错误的说法是（　　　）。

   A. 目标是具体的　　　　　　　　　B. 目标是最终的

   C. 目标是不可测的　　　　　　　　D. 目标是预期的

5. 目标管理强调（　　　）。

   A. 个人为主　　　　　　　　　　　B. 清楚的上下级关系

   C. 领导参与　　　　　　　　　　　D. 成员的共同参与

6. 时间管理是一项（　　　）。

   A. 计划工作　　　B. 领导工作　　　C. 控制工作　　　D. 激励工作

7. ABC 时间管理法中 B 为（　　　）。

   A. 最优先的　　　　　　　　B. 必须完成的

   C. 次优先的　　　　　　　　D. 较不重要的

8. 以下描述项目管理的特性，错误的是（　　　）。

   A. 一次性　　　B. 独特性　　　C. 方向性　　　D. 成果的不可挽回性

三、简答题

1. 简述计划的作用、步骤及原则。
2. 简述目标管理的过程和应用原则。
3. 简述项目管理的过程和应用原则。
4. 简述时间管理的作用和方法。

第十一章　组织职能

知识目标：
　　1. 掌握组织的概念、组织的类型及组织设计的原则；
　　2. 熟悉我国卫生组织系统及护理组织系统。
能力目标：
　　掌握各种组织结构类型的优、缺点和适用范围。
情感目标：
　　对组织职能树立科学的认识。

【本章结构】

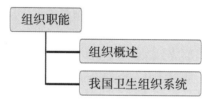

　　在管理的各项职能中，组织职能是进行人员配备、领导、控制的重要前提。任何一项决策和计划，只有建立高效的组织机构并有效地组织实施，才能取得预期的效果。组织管理就是通过建立组织结构、规定职务或职位、明确责权关系等，以有效实现组织目标的过程。

第一节　组织概述

一、组织的概念与作用

（一）组织的概念

　　组织是发挥管理功能、达到管理目标的工具，是综合人力、物力、财力等管理资源使之得到有效利用和发挥的载体。从管理学的角度看，所谓组织，是指具有明确的目标导向和精心设计的结构及有意识协调的活动系统，同时又与外部环境保持密切联系的一个社会实体，如机关、企业、公司、医院、学校、研究机构等。组织的目标就是通过组织成员的分工协作、共同努力来实现的。

组织的概念包括名词性概念和动词性概念。组织的名词性概念即组织机构，是指人们为了实现一定的目标，相互协作、结合而成的集体或团体，如工厂、学校、医院、护理部、病房等。组织的动词性概念是指一种工作过程，是指为了有效实现组织目标，建立组织结构，配备人员，使组织协调运行的一系列活动。

1. 组织的要素

组织的基本要素是：人、目标、结构。组织由两个以上的人构成，只有当一个人的力量难以完成组织目标时，建立相应的组织才是可取的；组织必须有明确的共同目标，目标是组织存在的前提；组织内部还需要不同层次的分工与合作，有不同层次的权力与责任。其中：

① 职权：是指按一定的正式程序赋予某项职位的权力，这是一种职位的权力，而不是某特定个人的权力。

② 责：是指某项职位应该完成某项任务的责任。

③ 负责：反映上下级之间的一种关系。下级有向上级报告自己工作绩效的义务或责任，上级有对下级的工作进行必要指导的责任。

④ 组织系统图：反映组织内部各个机构、各个岗位之间的相互关系的一种图表。

2. 组织的类型

组织主要分为正式组织和非正式组织两种类型。正式组织和非正式组织的划分是由梅奥和巴纳德等人的研究结果证实而提出的。

（1）正式组织

正式组织是为了实现组织目标，有目的、有意识地设计和建立的各种关系体系。这个关系体系主要包括：组织中各种职位之间的责任、权力、利益关系；一些相关职位形成的不同工作群体、工作部门之间的责任、权力、利益关系。例如，医院的护理组织就是正式组织。正式组织成员的权利和义务都由上一级管理部门确定；正式组织成员的活动要服从所属机构的规章制度和组织纪律。正式组织一般具有以下特点：

① 有明确的目的。

② 讲究效率。

③ 分工专业化，但强调成员工作之间的协调配合。

④ 建立职权，权力由组织赋予，下级必须服从上级。

⑤ 不强调工作人员工作的独特性，组织成员的工作及职位可以相互替换。

（2）非正式组织

非正式组织是指没有自觉的共同目标的人们根据个人需要，自然地、自发地形成的非正式关系体系。非正式组织不是由管理部门规定，而是由成员共同的兴趣爱好而自发形成的组织，其主要功能在于满足成员的个人需要。非正式组织具有以下特点：

① 由成员间共同的思想和兴趣相互吸引而自发形成，一般没有明确的规章制度。

② 有较强的内聚力和行为一致性，成员间自觉进行相互帮助。

③ 具有一定的行为规范控制成员的活动，有不成文的奖惩办法。

④ 组织的领袖不一定有较高的地位和权力，但一定具有较强的影响力。

任何组织结构中都存在正式组织和非正式组织，其中非正式组织对组织目标的实现有积极作用也有消极作用。在组织工作中，只有发挥非正式组织的积极作用，才能有利于正式组织目标的实现。作为管理者要认识到非正式组织存在的客观性和必要性，允许并鼓励其存在，通过建设正确的组织文化去影响非正式组织成员的行为，尽可能使非正式组织与正式组织协调起来，相互补充，以提高正式组织的运作绩效，确保正式组织目标的实现。

（二）组织的作用

组织存在于社会生产和生活的方方面面。组织主要有以下作用：

1. 实现组织的汇聚和放大效应

正确的组织协同工作会形成组织力量的汇聚（1+1=2）和放大（1+1>2）效应，实现组织的协同发展，即集体努力的结果大于单独个体努力的结果总和。把多个分散的个体组成集体，成为一个有共同目标的组织，可以让单独个体无法达到的目标得以实现，这就是组织的力量汇聚作用。在组织力量汇聚作用的基础上，通过组织的力量放大作用，能够进一步提高工作绩效，获得"产出"大于"投入"的效果。

2. 达到组织的资源共享

组织作为一个各种力量的集合体，能够有效地把组织内部的人、财、物、信息等资源统筹规划、合理利用、弹性安排，用以发挥最大的效益，实现资源的共享，达到人尽其才、物尽其用。

3. 提高组织的管理效率

通过组织有效的活动，使组织内各部门及成员之间相互学习、相互借鉴、取长补短、优势互补、分工合作，避免浪费和重复工作，帮助管理者提高工作质量、帮助员工提高工作效率，从而进一步提高组织的管理绩效。

二、组织工作

组织工作是指为了实现组织的共同目标而确定组织内部各要素及其相互关系的过程。

组织工作有以下特点：

① 组织工作是一个过程。组织工作是根据组织的目标，考虑组织内部和外部环境来建立组织结构和协调组织运作的过程。例如护士长组建新病房。

② 组织工作是动态的。随着组织内外环境的变化，要随时对组织结构作出适应性调整。例如，实施整体护理，则需要调整病房的业务岗位设置。

③ 组织工作要充分考虑非正式组织的影响。由于非正式组织对组织的目标会产生积极和消极的影响，因此，在组织工作的过程中，应注意与非正式组织的协调与平衡，避免形成对立的局面，同时应注意对非正式组织适当地引导和控制。

三、组织设计

组织设计是把一个单位的有关组织要素如任务、责权、工作程序等合理组合并加以制度化的动态设计过程。组织设计的任务是对管理要素进行合理组合和建构，把实现组织目标需要完成的工作在组织内进行合理划分，最终达到降低成本、沟通上下级关系、提高组织效益的目的。

组织设计是有效管理的必备手段之一。通过组织设计，可以协调组织内各成员、各部门之间的关系，明确组织中的沟通渠道，减少组织中各部门及成员之间的摩擦和矛盾，使组织内的各级目标、责任、权力等要素发挥最大的效应，从而提高组织的整体功效。

（一）组织设计的原则

在组织设计的过程中，要使设计的组织成为既分工又合作的有机整体，必须遵循以下基本原则。

1. 等级和统一指挥的原则

将组织的职权、职责按照上下级关系划分，上级指挥下级，下级听从上级指挥，组成垂直等级结构，实现统一指挥。例如，护理组织可划分为"护理部主任—科护士长—护士长—护士"的管理等级结构。

为了避免多头指挥和无人负责的现象，提高组织管理效率，在组织管理中需要统一领导、统一指挥，强调无论什么岗位，组织的每一个层级只能有一个人负责，下级只接受一位上级管理人员的命令和指挥，只对一位管理人员负责。应避免两个以上的领导人同时对一个下级和一项工作行使权力，这容易导致下级无所适从。下级只向直接上级请示，只有在确认直接指挥错误时才可以越级上报。上级不要越级指挥，以维护下级组织领导的权威。

2. 专业化分工与协作的原则

为了提高管理效能，组织中有多个人为同一个目标工作时，就需要进行分工和协作，即根据组织的任务、目标，将工作任务按照专业进行合理分工，使每个部门和个人明确各自的工作内容、工作范围、相互关系以及工作的方式、方法和目标，并且组织成员及各部门之间还要进行有效的协作，这样才能使组织内的各项工作得以顺利进行。

3. 管理层次合理的原则

要使组织有效地运转，组织中的管理层次应越少越好，命令路线越短越好。组织层次越多，指令和命令必须通过组织层次逐层下达或上传，会增加沟通难度。组织层次的多少与管理宽度相关，相同人数的组织，管理宽度大则组织层次少，反之则组织层次多。近年来，随着现代通信设备的应用，出现了加宽管理宽度、减少层次，使组织趋于扁平结构的趋势。

4. 有效管理宽度的原则

管理宽度是指不同层次管理人员能直接领导的隶属人员人数。管理宽度应是合理、有限的，它可根据工作的性质、类型、特点以及成员的素质、技术水平、经验和管理者的能力而定。一般来说，管理层次越高，管理的下属人数应相应减少。

由于一个人的精力是有限的，也就决定了管理者管理的人数是有限的。如果超过了一定的限度，管理效率就会降低。有效的管理宽度是组织设计应考虑的重要因素。一般高层管理者从事组织的战略决策与宏观管理工作，管理宽度应小一些，管理者与被管理者之比一般为1:(4～8)；中层和基层管理者主要执行上级指令，负责具体事务较多，管理宽度可大一些，管理者与被管理者之比一般为 1:(8～15)。管理宽度过小，会导致机构臃肿，人浮于事，造成人力资源的浪费；管理宽度过大，会造成管理者的工作量过多，压力过大，容易导致管理工作失控，例如，一个护士长能有效管理 15 个护士，如果让她管理 25 个护士，就会有力不从心的感觉。因此，应根据具体条件确定适当的管理宽度，以确保组织能够进行有效的监督和管理。

5. 职责与权限一致的原则

权利是完成任务的必要工具，职位和权利是相对等的。分工本身就意味着明确职务、承担责任，并确定与职务和责任相对应的利益。为了实现职、责、权、利的对应，要做到职务和责任明确、权利恰当、利益合理，遵循职责与权限一致这一原则，有权无责会助长瞎指挥和官僚主义，有责无权或权限太小会阻碍或束缚管理者的积极性、主动性和创造性，使组织缺乏活力，不能真正履行相应的责任。

6. 集权与分权结合的原则

集权是把权力相对集中在高层领导者手中，使其最大限度地发挥组织的权威。集权能够强化领导的作用，有利于协调组织的各项活动。分权是把权力分配给每个管理层和管理者，使他们在自己的岗位上就管理范围内的事情作出决策。分权能够调动每个管理者的积极性，使他们能根据需要灵活有效地组织活动。分权情况下，不同层次的管理者对于日常例行性业务按照常规措施和标准执行，领导只需要加以必要的监督和指导，下属定期向上级汇报工作，只有在发生偏离正常运作的特殊情况时，下级才及时向上级报告，由上级亲自处理。这种上下级的分工有利于领导摆脱日常事务，集中精力研究及解决全局性管理问题，也有利于调动下级的工作积极性。

7. 任务和目标一致的原则

组织的存在和发展是以任务和目标为核心的，组织的调整、改造也应以是否实现组织目标为衡量标准。要因任务、目标设事，以事为中心，因事设机构，因事设职位，因事配人员。强调各部门的目标与组织的总目标保持一致，各部门或各科室的分目标必须服从组织的总目标。只有目标一致，才能同心协力完成工作。例如，护理部的目标必须根据医院总体目标制订，并始终保持一致，病房、门诊、手术室等护理管理目标必须服从护理部的总体目标。

8. 稳定、适应的原则

稳定是指组织内部结构要有相对的稳定性，这是组织工作得以正常运转的保证，但组织的稳定是相对的。建立起来的组织不是一成不变的，随着组织内外环境的变化可作出适应性的调整，使组织既稳定又灵活，能在多变的环境中生存和发展。

9. 精干高效的原则

组织必须形成精干高效的组织结构形式，以社会效益和经济效益作为自身生存和发展的基础。

10. 执行与监督分设的原则

执行机构与监督机构分开设立，赋予监督机构相对独立性，才可发挥监督机构的作用。在组织的运作过程中，必然会出现各种各样的问题，如何保证这些问题得到及时发现和解决，就需要监督机构的有效监督。监督的力度及有效性取决于监督机构的独立性。

（二）组织设计的基本类型

组织设计得合理与否直接影响着组织运行的效率。良好的组织结构能够不断适应内外环境的改变，达到组织目标，实现持续发展。因每个组织的内外部环境不同，组织设计的类型也不尽相同。常见的类型有以下几种。

1. 直线型组织结构

直线型组织结构又称为单线型组织结构（见图 11-1），是最简单的一种组织结构类型。该类型中组织系统的职权按垂直方式直线排列，从组织上层"流向"组织基层，上下级关系是命令与服从的关系。组织内部不设专门的职能机构和参谋部门。

① 优点：结构设置简单，发布命令统一；权力集中，责任明确；联系便捷，沟通容易；适应环境变化，管理成本较低。

② 缺点：如果组织规模大、业务复杂，就会造成管理者负担太重，同时也有悖专业化分工的原则；由于权力过于集中，容易导致滥用职权的现象发生。

③ 适用范围：适用于规模较小、管理和运行比较简单的组织。

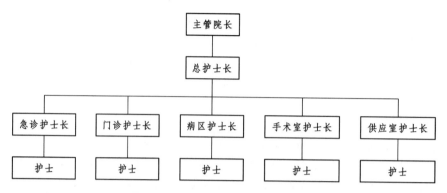

图 11-1　直线型组织结构示意图

2. 职能型组织结构

职能型组织结构又称为多线型组织结构（见图 11-2），是指组织内采用按职能分工、实施专业化管理的方式，相应设立一些组织机构来分担某些管理职能，替代直线型组织结构的全能管理者。职能部门或岗位是因分管某项业务而设立的单位，所以具有一定的职权，各职能部门有权在自己分管的业务范围内直接指挥下属。

① 优点：能够充分发挥职能机构的专业管理作用，管理工作分工较细，有利于提高人力和物质资源的使用效率；便于专业人才施展职能专长，减轻上层管理者的负担；职能机构的作用如果发挥得当，可以弥补各级行政管理者能力的不足。

② 缺点：形成多头领导，削弱了组织的统一指挥和集中领导；横向联系差，影响各职能机构之间的工作配合；对专业化知识过分强调，不利于管理人才的全面发展；职责权限划分不明确，使职能部门之间的协调性较差。

③ 适用范围：适用于具有相对稳定外界环境的组织。

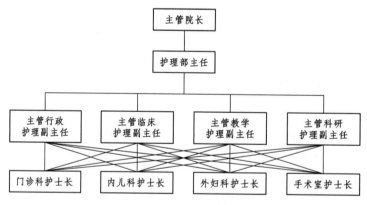

图 11-2　职能型组织结构示意图

3. 直线-参谋型组织结构

这种组织结构又称为直线-职能型组织机构（见图 11-3 和图 11-4）。这种组织结构集中了以上两种结构的优点，设置了一套直线指挥系统和一套参谋系统。直线指挥系统具有对下属指挥和发布命令的权力，对组织工作负全责；参谋系统对指挥系统起参谋辅助的作用，对下级提供业务指导和建设，通常不具备指挥权和决定权。但有时直线主管领导为了充分发挥各职能管理部门的作用，也可授予这些职能管理部门一定的控制权和决策权。其特点是组织下层成员除直接接受一位上级的命令以外，同时又可以接受职能参谋人员的指导。

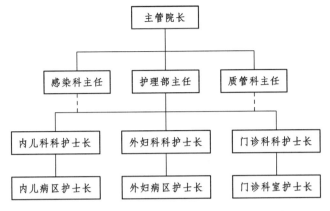

图 11-3　直线-参谋型组织结构示意图（一）

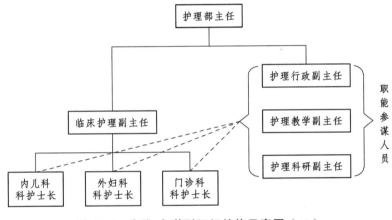

图 11-4　直线-参谋型组织结构示意图（二）

① 优点：保证了直线型组织机构的统一集中指挥，又具备了职能型组织机构发挥专业化管理的长处；领导集中、职责清晰、秩序井然，能够提高工作效率，使组织具有较高的稳定性。

② 缺点：部门间沟通交流较少，协调工作较多；职能部门之间目标不能完全统一，容易发生直线主管领导与职能部门之间、职能部门内部之间的职权冲突；整个组织的反应不灵敏，适应性较差。

③ 适用范围：适用于中、小型的组织，是目前广泛采用的组织结构。

4. 分部制组织结构

这种组织结构又称为事业部组织结构（见图 11-5），是指在高层管理者之下，按照分布地区或特征设置若干分部，实行集权领导下的分权管理。由高层管理者负责组织的方针政策、目标和计划的制订，下放分部处理日常事务的权力，保留人事决策、财务控制、监督等重大问题的决策权，同时利用利润等指标对分部进行掌控。

① 优点：有利于高层管理者摆脱日常的管理事务，集中精力做好组织的战略决策，统揽全局进行长远规划；有利于事业部管理主动权的发挥。

② 缺点：管理人员、管理层次和管理费用增加，职能机构相互重叠；如果分权不当，容易导致分部的工作脱节，影响组织的整体利益；各分部之间的横向联系和工作协调较难，不利于组织的和谐发展。

③ 适用范围：适用于较大规模的组织，此模式主要在国外普及。

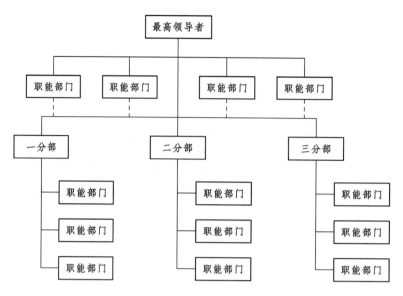

图 11-5　分布制组织结构示意图

5. 委员会组织结构

这是组织结构中的一种特殊类型，是由来自不同部门的专业人员和相关人员组成的、研究各种管理问题的组织结构。委员会常与上述组织机构相结合发挥功能，可以是因临时需要建立的，也可以是长久设置的，主要起咨询、决策、合作和协调的作用，例如医院党委委员会、护理教育专业委员会、专业建设指导委员会、职称评审委员会等。

① 优点：能够集思广益，防止权力过于集中；便于沟通和协调，有利于集体审议与判断；能够代表集体的利益，易于让群众信服；有利于管理人员的成长等。

② 缺点：职责分离，耗费管理时间和成本；存在少数人专制的现象。

③ 适用范围：适用于大多数组织，是目前普遍存在的一种组织结构。

6. 团队组织结构

团队是由来自组织不同工作部门的员工和管理层组成的一个共同体，它合理利用每一个成员的知识和技能，团队成员协同工作、解决问题，达成共同的目标。团队成员具有共同的信念和价值观、意愿，彼此通过相互沟通、信任和承担责任产生群体的协作效应，从而获得比个体绩效总和更大的团队绩效。

优点：

① 可以打破部门界限快速地组合、重组、解散。

② 能够促进成员参与决策，增强民主气氛，调动积极性。团队组织结构可以作为传统部门组织结构的补充。

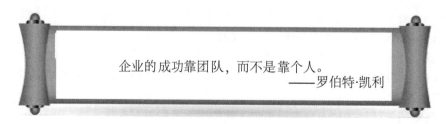

企业的成功靠团队，而不是靠个人。
——罗伯特·凯利

第二节　我国卫生组织系统

我国卫生组织管理系统是贯彻国家卫生工作方针，领导和指导全国和地方卫生工作、落实相关政策、组织卫生技术人员和人民群众应用医疗卫生技术开展卫生工作的专业组织机构。

一、卫生工作的组织目标

我国卫生工作的组织目标是构建从中央到地方的卫生组织系统，做好医疗、疾病预防、健康保健、医学教育和科研工作，保障人民健康，提高人口素质。

二、卫生组织系统的分类

我国医疗卫生组织系统根据性质和职能，一般分为卫生行政组织、卫生服务组织和社会卫生组织等三类（见图 11-6）。

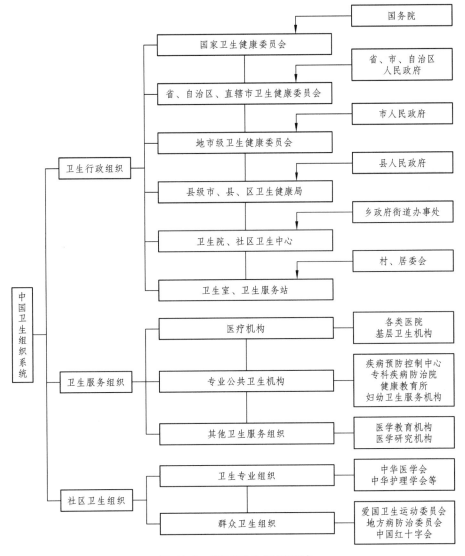

图 11-6　我国卫生组织系统

（一）卫生行政组织

卫生行政组织是对国家公共卫生事务实施管理的组织，是贯彻实施党和国家的卫生工作方针政策、领导全国和地方卫生工作、编制卫生事业发展规划、制定医药卫生法规和督促检查的机构。从国家、特别行政区、省（自治区、直辖市）、省辖市、县（市、省辖市所辖区）直到乡（镇）各级人民政府均设有卫生行政机构。我国主管全国卫生工作的行政组织是国家卫生健康委员会，并管理国家中医药管理局，指导中国卫生健康业务工作。省、市、自治区政府设各级卫生健康委员会，县、区设卫生健康局，在乡或城市社区设卫生专职干部，负责所辖地区的卫生工作。

（二）卫生服务组织

卫生服务组织是具体开展卫生业务工作的专业机构。狭义的卫生组织包括医疗机构、专业公共卫生机构和其他卫生服务组织；广义的卫生服务组织还包括生物制品、卫生材料的生产、销售及管理机构、药品检测机构等。因其性质不同，职能不一。

1. 医疗机构

医疗机构是经卫生行政部门批准设立的从事疾病诊断、治疗的卫生专业组织，包括各类医院和基层卫生机构，如社区卫生服务中心、乡镇及街道卫生院、门诊部等。

2. 专业公共卫生机构

专业公共卫生机构是以承担预防疾病为主要任务的业务组织，主要包括疾病预防控制中心、专科疾病防治院（所、站）、健康教育所、妇幼卫生服务机构等，如妇幼保健院（站、所）、儿童医院、计划生育门诊部、咨询站等属于妇幼卫生服务机构。

3. 其他卫生服务组织

其他卫生服务组织包括医学教育机构和医学研究机构。医学教育机构由高等医学院校、中等卫生学校及卫生进修学院（校）等组成，是培养和输送各级、各类卫生人员，对在职人员进行专业培训的专业组织。医学研究机构是承担医药卫生科学研究为主要任务的机构，如中国医学科学院、中国预防医学科学院以及各省、市、自治区的医学科学院及各种研究所、医学院校及其他各级卫生机构的附属医学研究所（室）。

（三）社会卫生组织

社会卫生组织是指不以营利为目的，主要开展公益性或互益性活动、独立于党政体系之外的正式的社会实体。主要包括以下两类：

1. 群众卫生组织

群众卫生组织是由国家机关、人民团体代表和广大群众中的卫生积极分子组成的卫生组织，主要任务是协调有关各方面力量，推动群众性除害灭病、卫生防病工作，开展卫生工作，宣传

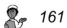

卫生知识，组织自救互救活动，开展社会服务活动和福利救济工作，如爱国卫生运动委员会、地方病防治委员会、中国红十字会等。

2. 卫生专业组织

卫生专业组织是由卫生专业人员组成的学术性团体，主要任务是通过开展各种学术活动和科普咨询，提高医药卫生技术水平，促进学科建设，如中华医学会、中华预防医学会、中华护理学会等。

知识链接

中华护理学会简介

中华护理学会于 1909 年在江西牯岭成立。1928 年由伍哲英首次担任学会理事长，于 1964 年改名为中华护理学会。中华护理学会每四年召开一次会员代表大会，并选举产生理事会，理事会设理事长、副理事长、秘书长、常务理事。

中华护理学会通过开展各种业务活动，为培养护理科技人员和为护士队伍建设作出了积极贡献，推动了护理事业的长足发展。成为党和政府联系广大护理科技工作者的纽带，也是护士之家。

三、我国护理组织系统

我国护理组织系统是医疗卫生组织系统中的一个重要组成部分，在各级卫生组织中发挥着重要的管理作用。

（一）护理行政管理系统

1. 组织机构

国家卫生健康委员会的医政医管局医疗与护理处是主管全国护理工作的职能机构（见图 11-7），由 1 名副处长分管护理工作，负责为全国城乡医疗机构制定有关护理工作政策、法规、人员编制、规划、管理条例、工作制度、职责和技术标准等；配合教育、人事部门对护理教育、人事等进行管理；各省（市）、自治区卫生健康委员会均设有 1 名厅（局）长分管医疗和护理工作。除个别省市外，地（市）以上卫生健康委员会普遍在医政医管处（科）配备了 1 名有主管护师（或以上）技术职称的人员全面负责本地区的护理管理工作，并根据需要和条件配备适当的助手。部分县卫生健康局也配备了专职护理管理干部，以加强护理管理。为了加强护理专业技术指导和质量控制，在各省、自治区、直辖市卫生健康委员会的领导下，选拔护理管理经验丰富和专业技术水平高的专家组成了"护理质量控制中心"，负责质量控制和技术指导、专业骨干培训和国际交流。

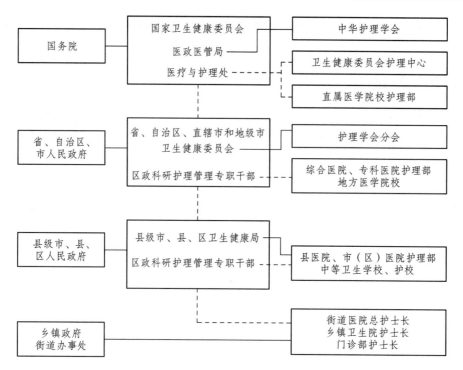

图 11-7　我国护理行政管理组织结构模式图

2. 组织职能

各级卫生行政组织中的护理管理机构与人员的职责和任务是在各级主管护理工作的管理者领导下，根据实际情况制定并组织贯彻护理工作的具体方针、政策、法规和护理技术标准；提出并实施发展规划和工作计划，检查执行情况；组织经验交流；负责听取护理工作汇报，研究解决存在的问题；与中华护理学会各分会相互配合，重视和支持各级护理学会的工作，积极开展学术活动。

（二）护理学术组织系统

1. 组织机构

中华护理学会是由我国卫生系统中的护理专业人员组成的学术性群众组织，是中国科学技术协会（以下简称中国科协）所属全国性学会之一，受国家卫生健康委员会和中国科协双重领导。总会设在北京，在全国 31 个省、市、自治区和香港、澳门特别行政区均设有地方护理学会。学会的最高领导机构是全国会员代表大会。在会员代表大会休会期间，理事会是执行机构。理事会选举理事长、副理事长、秘书长及常务理事组成常务理事会。总会下设学会办公室、学术会务、期刊编辑、继续教育和财务管理等职能部门，承办日常工作。

2. 组织职能

中华护理学会的宗旨是：遵守国家宪法、法律和法规，执行国家发展护理科技事业的方针和政策，崇尚护理道德，坚持民主办会原则，提高护理科技工作者的业务水平，促进护理学科的繁荣和发展，充分发扬学术民主，依法维护护理工作者的合法权益。

中华护理学会的主要任务包括：组织广大护理工作者开展学术交流和科技项目论证、鉴定；编辑出版专业科技期刊和书籍；普及、推广护理科技知识与先进技术；开展对会员的继续教育；对国家重要的护理技术政策、法规发挥咨询作用；向政府有关部门反映会员的意见和要求，维护会员的权利，为会员服务。

（三）医院护理组织系统

我国《三级综合医院评审标准（2011年版）》中的"护理管理组织体系"中明确规定：

① 院领导履行对护理工作的领导责任，对护理工作实施目标管理，协调与落实全院各部门对护理工作的支持，具体措施落实到位。

② 执行三级（医院—科室—病区）护理管理组织体系，逐步建立护理垂直管理体系，按照《护士条例》的规定，实施护理管理工作。

1. 医院护理管理组织架构

根据原卫生部（现为国家卫生健康委员会）发布的《关于加强护理工作领导，理顺管理体制的意见》中的规定，要求县及县以上医院都要设立护理部，实行院长领导下的护理部主任负责制。根据医院的功能与任务，建立独立完善的护理管理体系，三级医院实行院长（分管副院长）领导下的护理部主任、科护士长、护士长三级负责制（见图11-8）；二级医院可实行三级负责制或护理部主任（或总护士长）、护士长二级负责制（见图11-9）。护理部主任或总护士长由院长聘任，副主任由主任提名、院长聘任。护理部主任全面负责医院护理工作，各科主任与护士长是专业合作关系。一般30~50张病床的病区或拥有5名护士以上的独立护理单元设护士长1名。护理任务重、人员多的护理单元，可增设副护士长1名。

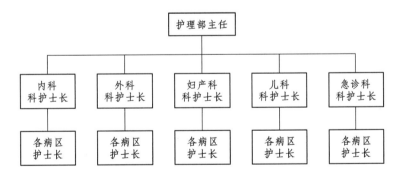

图 11-8 三级医院护理管理组织图

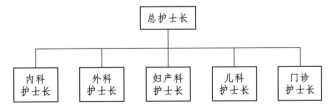

图 11-9 二级医院护理管理组织图

2. 护理部的职能

护理部是医院内部机构设置中的一个中层技术和行政职能部门。在院长或主管护理的副院长领导下，负责全院护理管理工作。它与行政、医务、教学、科研、后勤管理等职能部门并列，相互配合，共同完成医院的各项任务。

护理部的管理职能包括：

① 制定并落实医院护理工作长远规划、年工作计划及培训计划。

② 设定护理岗位，制定和实施人力资源调配方案。

③ 培养选拔护理管理人员，组织和参与护士考试考核录用、职称晋升工作。

④ 建立健全护理工作制度、各级各类和各岗位护士职责等。

⑤ 建立健全护理质量管理体系，负责全院护理质量督导和评价，实施护理质量持续改进，不断提高护理质量。

⑥ 组织疑难病例护理会诊、查房和危重患者抢救。

⑦ 制定科学、规范化的疾病护理常规、护理技术操作规程、护理工作关键流程、护理质量评价标准等。

⑧ 配合医院业务用房建筑设计和装饰布局的审核。

⑨ 参与护理设施、相关耗材的购置考察与审定工作。

⑩ 安排和落实各项护理教学计划；对护理新业务、新技术进行管理，积极开展护理科研。

⑪ 对医院护理实施信息化动态管理等，将占医院总人数三分之一的护士组织管理起来，保障完成护理工作任务和不断提高护理工作质量。

⑫ 协调护理工作和医院的其他工作。

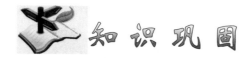

一、名词解释

1. 组织　　2. 组织工作　　3. 组织设计

二、单项选择题

1. 下列关于正式组织的描述，不妥的是（　　）。

　　A. 没有明确的规章制度　　　　　　　B. 有共同的组织目标

　　C. 分工明确并强调协调配合　　　　　D. 成员的工作及职位可以相互替换

2. 如果你是一个医院的院长，当你发现医院内部存在许多小团体时，你的态度是（　　）。

　　A. 立即宣布这些小团体为非法，予以取缔

　　B. 深入调查，找出小团体的领导人，向他们提出警告，不要再搞小团体

　　C. 只要小团体的存在不影响医院的正常运作，可以对其不闻不问，听之任之

　　D. 正视小团体的客观存在性，允许乃至鼓励其存在，对其行为加以积极引导

3. 某护理部主任，在管理过程中经常把工作分配给科护士长等管理人员，对于例行性业务按照常规和标准执行，她加以指导和监督，对于特殊重大的事情她会亲自处理。这种管理方式体现了（　　）。

A. 集权与分权结合的原则   B. 任务和目标一致的原则

C. 执行与监督分设的原则   D. 专业化分工与协作的原则

4. 某手术室的护士长在 2011 年到来的时候，仔细阅读了护理部制定的《××医院 2011 年护理管理目标》，在此基础上制定了 2011 年手术室的护理工作目标。这种做法体现了（   ）。

A. 管理层次的原则   B. 有效管理宽度的原则

C. 任务和目标一致的原则   D. 职责与权限一致的原则

5. 随着护理管理模式的不断演变，某医院护理部将科护士长纳入护理部进行综合办公，使原有的护理部—科护士长—护士长三级管理体系变为扁平式二级管理模式，这种做法体现了（   ）。

A. 集权与分权结合的原则   B. 有效管理宽度的原则

C. 职责与权限一致的原则   D. 管理层次合理的原则

6. 下列不属于卫生服务组织的是（   ）。

A. 药品管理、鉴定机构   B. 红十字会

C. 疾病控制中心   D. 妇幼保健机构

三、简答题

1. 组织设计应遵循哪些原则？

2. 简述管理幅度及其影响因素。

3. 简述直线型、职能型组织结构的优缺点。

扩展阅读：
控制职能

扩展阅读：
领导职能

扩展阅读：
护理人力资源管理

第十二章　护理质量管理

知识目标：

1. 熟悉质量、护理质量的相关概念；

2. 掌握护理质量管理的原则和方法；

能力目标：

1. 能初步在护理管理中运用 PDCA 循环管理方法。

2. 初步熟悉投诉的处理。

情感目标：

通过护理质量管理的学习，树立求真务实的管理理念。

【本章结构】

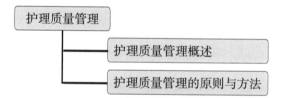

　　护理质量管理是护理管理的核心。护理质量直接关系到患者的生命与健康，关系到医院在社会公众中的形象。护理质量的好坏不仅取决于护理人员的素质和技术质量，更直接依赖于护理管理水平，特别是护理质量管理的方法。强化质量管理意识、持续进行科学有效的质量改进是为患者提供安全、优质、高效的医疗护理服务的重要保证。

第一节　护理质量管理概述

一、质量与质量管理

（一）质量的概念

　　质量又称为品质，在管理学中指产品或服务的优质程度。国际标准化组织（ISO）对质量的定义是："反映实体满足明确和隐含需要的能力的特性总和"。质量一般包括三层含义：规定质量、要求质量和魅力质量。规定质量是指产品或服务达到预定标准；要求质量是指满足顾客的要求；魅力质量是指产品或服务的特性超出顾客的期望。

（二）质量管理的概念

质量管理是组织为使产品质量满足不断更新的质量要求、达到顾客满意而开展的策划、组织、实施、控制、检查、审核以及改进等有关活动的总和。

质量管理的过程包括质量策划、质量控制、质量保证和质量改进。质量策划是确定质量目标以及采用质量体系要素的目标和要求的活动过程。质量控制是为了达到质量要求所采取的贯穿整个质量管理活动过程的操作技术和监控活动，这是针对企业内部而言的。质量保证是为了向服务对象表明组织能够满足质量要求，在质量管理体系中实施并根据需要进行证实的有计划、有系统的活动过程，这是针对用户而言的。质量改进是指增强顾客满意度的活动过程。

经典案例

"100 - 1 = 0" 的启示

华北制药集团有限责任公司是目前国内最大的抗生素生产基地。近年来，其"华北"牌抗生素产品一直畅销不衰。究其奥秘，总经理说："秘诀就是我们在员工中牢固树立了 100 - 1 = 0 的质量意识，它是我们在市场竞争中取胜的法宝"。

好个 100 - 1 = 0！这个看来令人费解的公式，在精明的企业决策者的眼中却有着丰富的内涵。他们认为，如果在生产经营中因一时疏忽造成一件不合格产品出厂，那么对用户来讲就会造成百分之一百的损失，企业或许因此而身败名裂。的确，"1"这个数字看起来微不足道，但千里之堤，毁于蚁穴。产品质量往往是企业中职工素质优劣和经营管理水平高低的具体体现，是关系企业、员工前途命运的大问题。

二、护理质量与护理质量管理

（一）护理质量的概念

护理质量是指护理工作及服务效果满足护理服务对象需要的优劣程度。护理质量是通过护理服务的实际过程在结果中表现出来的。对护理质量的评价可用下面的公式表示：

规定护理质量=实际服务质量－护理质量标准

要求护理质量=实际服务质量－服务对象的要求

魅力护理质量=实际服务质量－服务对象的期望值

差值为零，表示刚好达到相应的护理质量要求；差值为正，表示超过了护理质量要求；差值为负，表示服务对象不满意。

（二）护理质量管理的概念

1. 护理质量管理的含义

护理质量管理是指按照护理质量形成的过程和规律，对构成护理质量的各个要素进行计划、组织、协调和控制，以保证护理服务达到规定的标准，满足服务对象需要的活动过程。

2. 护理质量管理的特点

护理质量管理是医院管理的重要组成部分，也是护理工作的核心，其特点有以下几点：

① 广泛性与综合性。护理质量管理包括对病房、门诊、手术室、供应室、急诊室、医技科室等部门的护理工作，以及在护理人员素质、护理服务、护理技术、环境、器材用物等方面的质量管理。护理质量管理工作的内容不仅仅局限于临床护理质量和执行医嘱的质量管理，其范围非常广泛，因此，在各项护理质量管理工作中，管理者必须采取有机统一的综合管理方法，才能保证实现对患者最终的高质量护理，这充分体现了护理质量管理工作的广泛性与综合性。

② 协同性与独立性。护理工作与医疗、医技、后勤、职能科室等各部门的工作有着密切的联系，因此护理质量管理工作必须体现协调性。而护理又是一门独立的学科，有它相对的独立性，其工作内容大部分需要独立完成，是其他部门不可替代的，所以护理质量管理必须形成一个独立的质量管理体系。

③ 程序性和连续性。护理质量是医院工作质量中的一个主要质量环节，在这个质量环节中又有多项工作程序，每一项工作程序均有承上启下的作用，并且不断地循环。护理部门之间、护理部门与其他部门之间都有工作程序质量的连续性。所以在护理质量管理过程中，必须强调连续性、全过程性的质量管理。

第二节　护理质量管理的原则与方法

一、护理质量管理的原则

（一）以患者为中心的原则

患者是医院医疗护理服务的中心，是医院赖以存在和发展的基础。临床护理工作必须以患者为中心，为其提供基础护理服务和护理专业技术服务，密切观察患者的病情变化，正确实施各项治疗、护理措施，提供康复和健康指导，保障患者的安全。因此，护理管理者必须时刻关注患者现存的和潜在的需求，以及对现有服务的满意程度，据此持续改进护理质量，最终达到满足并超越患者的期望，取得患者的信任，进而提升医院整体竞争实力。

（二）领导作用的原则

领导作用一是体现在确定组织宗旨和方向，二是善于协调。护理部主任和护士长是医院护理工作的领导者。首先，要让全体护理人员清楚地认识到为患者提供安全、优质、高效、经济的护理服务是护理工作者的根本目标；其次，是通过其领导作用及所采取的各项措施，创造一个能使全体护士充分参与的良好的内部环境，以确保护理质量管理体系得以有效运行。

（三）全员参与的原则

护理质量是护理人员劳动的结果，各级护理管理者和临床一线护理人员的态度和行为直接影响着护理质量。与企业全面质量管理相比，护理质量管理由于服务对象是患者，决定了需要把提高护理队伍的个体与群体素质放在突出地位。因此，护理管理者必须重视人的作用，对护理人员进行全方位、分层次的培训和开发，增强护理人员的质量意识，引导每一位护理人员都能自觉参与护理质量管理工作，充分发挥全体护理人员的主观能动性和创造性，不断提高护理质量。

（四）过程方法的原则

一个组织的质量管理就是通过对各种过程进行管理来实现的。对于护理管理者来说，不仅要把控患者从入院就诊、住院到康复出院的全部服务过程，还要对护理服务质量形成的全部影响因素进行管理及控制。不仅要注重终末质量管理，同时更要重视过程质量管理，把服务的目标放在满足并超越患者的需求和期望上。例如，对待手术患者，应重点做好手术前、手术中和手术后3个环节的质量控制与衔接，只有这样，才能确保手术患者的需求和期望得到满足。

（五）系统方法的原则

系统方法是以系统地分析有关数据、资料或客观事实开始，确定要达到的优化目标，然后设计或策划为达到目标而应采用的各项措施和步骤以及应配置的资源，形成一个完整的方案，最后在实施中通过系统管理而取得高效率。医院是一个系统，由不同部门和诸多过程组成，它们是相互关联、相互影响的，因此，护理质量管理应重视系统方法的原则。

（六）基于事实的决策方法原则

基于事实的决策方法就是指组织的各级领导在作出决策时要有事实依据，这是减少决策不当和避免决策失误的重要原则。有效的决策必须以充分的数据和真实的信息为基础，以客观事实为依据，运用统计技术分析各种数据和信息之间的逻辑关系，寻找内在规律，比较备选方案的优劣，只有这样才能作出正确的抉择。护理管理者要对护理过程及服务进行测量和监控，例如，检查各项护理措施实施记录、护理差错事故报告表、患者和家属反馈表等，从中分析得到患者是否满意、患者的要求是否合理以及护理过程、护理服务的进展情况及变化趋势等信息，利用数据分析结果，结合过去的经验和直觉判断对护理质量体系进行评价，作出决策并采取行动。

（七）持续改进的原则

持续改进是指在现有水平上不断提高服务质量以及管理体系的有效性和效率的循环活动。为了能有效开展护理质量的持续改进，首先在出现护理问题时，不能仅仅是简单处理这个问题，而是采用PDCA循环模式，循序渐进，调查分析原因，采取纠正措施，并检验措施效果，总结经验并形成规范，杜绝类似问题再次出现，以实现持续质量改进；其次要强化各层次护理人员，特别是管理层人员要以追求卓越的质量意识、追求更高过程效率和有效性为目标，主动寻求改进机会，识别并通报持续质量改进的进展情况。

二、护理质量管理的方法

常用的护理质量管理方法有 PDCA 循环、追踪法、六西格玛和临床路径等。其中 PDCA 循环法是护理质量管理的基本方法之一。

PDCA 循环法是美国著名的质量管理专家戴明（W. E. Deming）博士于 20 世纪 50 年代初提出来的，所以又称为"戴明循环"，简称"戴明环"。

PDCA 是英文 Plan（计划）、Do（实施）、Check（检查）、Action（处理）的缩写，PDCA 循环法是在全面质量管理中反映质量管理的客观规律和运用反馈原理的系统工程方法。

（一）PDCA 循环法的步骤

PDCA 循环法反映了质量管理工作必须经过的 4 个阶段，即 P、C、D、A 阶段，一般情况下可以具体分为以下 8 个步骤进行（见图 12-1）。

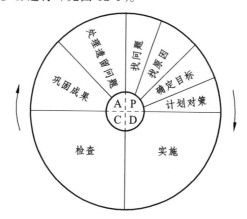

图 12-1　PDCA 循环的 8 个步骤

1. P 阶段：制定目标和计划

第一步，分析现状。找出存在的问题和主要问题。对于存在的问题，应尽可能用数据加以说明。在分析现状时，切忌"没有问题""工作很好"等自满情绪。该步骤可采用排列图、直方图、控制图等统计方法。

第二步，分析产生问题的原因。对找出的主要问题分析其产生的原因，分析时切忌主观、笼统、粗枝大叶。该步骤可采用因果图、系统图、关联图等统计技术。

第三步，找出主要原因。采取"关键是少数，一般为多数"原则，从众多问题原因中找出主要的直接的原因，以便抓住关键、解决问题。该步骤可采用排列图、关联图等统计技术。

第四步，制定措施（或计划）。应针对问题产生的主要原因制定措施，明确职责和时间要求。措施（或计划）应具体、明确：① 为什么（Why）要制订这一措施（或计划）；② 预计达到什么目标（What）；③ 在哪里（Where）执行这一措施（或计划）；④ 由哪个单位，谁来执行（Who）这一措施（或计划）；⑤ 何时开始，何时完成（When）这一措施（或计划）；⑥ 如何执行（How）这一措施（或计划）等。

2. D 阶段：实施计划、付诸行动

第五步，执行措施（或计划）。为确保有效执行措施（或计划），应对有关人员进行培训，应配置充分的资源。

3．C 阶段：检查、调查执行结果

第六步，根据措施（或计划）进行检查、调查，并以事实、数据反映执行结果。

4．A 阶段：总结评价

第七步，总结成功和失败的经验，把成功的经验纳入有关标准、制度之中，巩固已经取得的成绩，防止重复前面失败的案例。

第八步，将尚未解决的问题或新发现的问题转入下一个 PDCA 循环。

（二）PDCA 循环法的特点

1．完整性、统一性、连续性

PDCA 循环作为科学的工作程序，其 4 个阶段的工作具有完整性、统一性和连续性的特点。在实际应用中，缺少任何一个环节都不可能取得预期效果，只能在低水平上重复。比如：计划不周，给实施造成困难；有布置、无检查；不注意将未解决的问题转入下一个 PDCA 循环，工作质量难以提高。

2．大环套小环，小环保大环，相互联系，相互促进

作为一种科学的管理方法，PDCA 循环适用于各项管理工作和管理的各个环节。例如，整个医院质量体系是一个大的 PDCA 循环，大循环套着的层层小循环即各部门、各科室及病区质量体系的动态管理。护理质量管理体系是整个医院质量体系中的一个小的 PDCA 循环，而各护理单元的质量控制小组又是护理质量管理体系中的小循环。整个医院运转的绩效取决于各部门、各环节的工作质量，而各部门、各环节必须围绕医院的方针目标协调行动。因此，大循环是小循环的依据，小循环是大循环的基础（见图 12-2）。通过 PDCA 循环把医院的各项工作有机地组织起来，彼此促进。

3．不断循环，不断提高

PDCA 循环不是一种简单的周而复始，也不是同一水平上的循环。每次循环都要有新的目标，都能解决一些问题，这样才会使质量提高一步；接着又制订新的计划，开始在较高基础上的新循环。这种螺旋式的逐步提高，使管理工作从一个水平上升到更高一个水平（见图 12-3）。

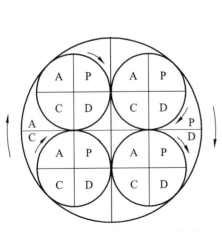

图 12-2 大循环套小循环示意图

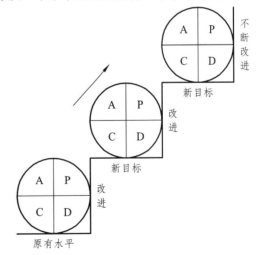

图 12-3 PDCA 循环螺旋式上升示意图

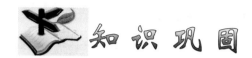

一、名词解释

1. 质量　　2. 质量管理　　3. 护理质量　　4. 护理质量管理

二、单项选择题

1. 护理质量是指（　　　）。

A. 为患者提供护理技术的过程和效果

B. 为患者提供生活护理的过程和效果

C. 为患者提供护理技术和生活服务的过程和效果

D. 满足患者需要的程度和效果

2. 以下对护理服务对象的心理特点的描述，错误的是（　　　）。

A. 求愈心理　　　　B. 求贵心理　　　　C. 求名心理　　　　D. 求快心理

3. PDCA 循环中的 D 代表（　　　）。

A. 计划　　　　　　B. 检查　　　　　　C. 实施　　　　　　D. 处理

三、简述题

1. 简述护理质量管理的原则。

2. 简述"戴明环"及其基本工作过程与特点。

3. 简述处理投诉的步骤及注意事项。

第十三章　护理安全管理

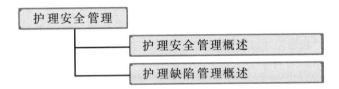【教学目标】

知识目标：
1. 掌握护理安全、护理差错、护理事故的概念；
2. 掌握护理缺陷的分类；
3. 熟悉影响护理安全的因素。

能力目标：
能阐述护理安全管理的措施及护理缺陷管理的措施。

情感目标：
培养珍惜生命的意识，树立护理安全管理的理念。

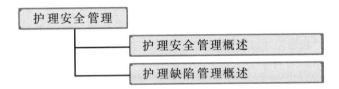【本章结构】

```
护理安全管理 ┬─ 护理安全管理概述
             └─ 护理缺陷管理概述
```

随着现代科学技术日新月异的快速发展，各种医疗护理活动日趋复杂，同时患者的法律意识和自我保护意识也在明显增强，这些因素导致近年来各种护理纠纷层出不穷并呈现明显上升趋势，说明安全管理在护理质量管理中的作用越来越重要。因此，在医疗机构中，共同致力于为患者提供最佳的治疗服务，树立"安全第一"的观念，建立并保持一种安全文化是每一个医务工作者的责任，也是护理管理者的主要工作。

第一节　护理安全管理概述

一、护理安全管理的概念

护理安全是指在实施护理活动的全过程中，要保证患者不发生法律法规允许范围以外的因医疗失误或过失而导致的心理、机体结构或功能的损害、障碍、缺陷或死亡。

护理安全管理是指为了保证患者的身心健康，针对各种不安全因素进行有效的控制，这是保障患者生命安全的必备条件，是减少质量缺陷、提高护理水平的关键环节，是控制或消灭不安全因素、避免发生医疗护理差错和事故的客观需要。护理安全管理包括患者安全管理和护理人员的职业防护，其中患者安全管理是护理安全管理的核心。

二、影响护理安全管理的因素

（一）护理安全管理机制不完善

医院的护理安全管理规章制度不健全，对职责常规规定不到位，业务技术抓得不紧，新护士、实习护士的业务培训未及时跟上，管理不得力，对护理工作的各个安全环节缺乏预见性，这些因素会增大护理缺陷发生的概率。

（二）护士个体的因素

① 法律意识淡薄，安全意识差。护理人员缺乏法律知识，在实施护理措施时安全意识差，存在侥幸心理。例如，无菌操作不严格等。

② 服务意识差，责任心不强。

③ 业务素质低，综合知识水平差。

④ 工作态度不严谨，违反护理工作制度及操作规程。例如，护理危重患者时，交接班不认真，对患者病情的变化心中没数，接班后不按护理等级护理患者，未按护理等级巡视患者、观察病情，因此不能及时发现病情变化或对病情发展无预见性，导致严重后果发生。

⑤ 护理记录书写不规范。护理记录不及时、准确度不够，漏记重要的护理措施，对临床原始记录工作不重视，病情发生变化时记录不及时，甚至伪造一些记录数据，一旦发生医疗纠纷，必然不能出具真实可靠的证据，从而产生安全隐患。

（三）住院患者的因素

住院患者应当自觉遵守医院的规章制度，配合医务人员的管理，但有的住院患者对医院的规章制度不遵守、不配合，例如私自离院外出或者请假不能按时返回，一旦发生意外将引起法律纠纷。

（四）人员构成方面的因素

随着近年来各级各类护理院校的扩招，某些院校只求招收数量不重视质量，从而导致护理生源质量差，毕业生的理论水平参差不齐，使医院出现高学历的护理毕业生眼高手低，低学历的护理人员其理论水平又无法满足患者需求的现象，导致护理队伍整体素质下降，这对护理安全的管理是极为不利的。

（五）医院环境和物质因素

患者住院期间的环境卫生，空气消毒，公共卫生用具的消毒，诊疗器械的消毒（例如血压计、体温计等），医用垃圾及生活垃圾的收集处理，消毒液的配置，紫外线灯的照射时间等均存在较多安全隐患因素，如果管理不当，会引发很多安全问题。

三、护理安全管理的措施

（一）建立健全护理安全管理组织

由于护理模式的转变、护理工作职能的拓展以及新业务、新技术的推广和应用，护理风险越来越大。要想进行长效、稳固的护理安全管理，就需要建立健全护理安全管理组织，使护理安全管理活动有系统、有计划、有目的地进行，以达到有效监督并控制安全问题的发生。因此，医院应建立护理安全管理体系，由护理安全管理委员会（由护理部主任和科护士长组成）、护理安全管理小组（由科护士长和病区护士长组成）、基层安全管理人员组成，真正做到每个环节有人抓，每个层面有人管，周有小结，月有总结，年有分析和报告。

（二）建立健全护理安全管理制度

护理管理人员应根据发生的护理差错和护理纠纷，查找原因，吸取教训，分析潜在的不安全因素，建立健全护理安全管理制度，加强细节和过程管理。

（三）加强护理职业安全教育

重视护理安全教育，提高全体护理人员的安全意识，是保证护理安全的基础。通过经常性的安全教育，树立"安全第一"的观念，提高护理人员的风险意识，增强护理安全工作的自觉性，培养护理人员良好的职业道德，严格执行规章制度，这是护理安全的重要保证。

（四）强化法制观念，增强法律意识

护理不安全因素引发的后果常依据法律手段予以解决。因此，护理人员要加强法律知识的学习，增强法律意识、强化法制观念，自觉遵守法律、法规，以防范由于法制观念不强所造成的护理差错和事故，并学会运用法律武器维护自身的合法权益。

（五）加强专业理论学习和技术培训

临床上发生技术性护理事故的基本原因大多是由于护理人员的理论知识不够扎实、不够全面，临床经验不足、技术操作有误引起的。因此，提高护理人员的业务素质，提高护理行为的可靠性，是护理安全的重要保证。通过对护理人员定期、系统的专业培训，不断提高护理人员的专业技术水平，从根本上防止技术性护理差错事故的发生，促进护理安全各项工作的落实。

（六）合理配置人力资源

护理部门在选聘护理人员时，应注重选拔吃苦耐劳、有朝气、充满活力的护理人员，并根据其性格特点合理配置到不同科室工作；实行人性化管理，弹性排班，以减轻护理人员的工作负荷，激发其工作积极性，让护理人员在轻松的状态下工作，能有效减少各类差错事故的发生。

（七）提高住院环境安全度，加强物资管理

改善医院内患者的住院环境，建立行之有效的各种安全保障设施。例如，病床加设床挡，走廊、厕所墙壁加装扶手及地面加装防滑设施以防止患者跌倒，长期卧床患者改用气垫床以预防压疮的发生等。加强医院内的物资管理，如对抢救的仪器设备、药品等应设专人管理，每天严格检查，认真交接班，保证抢救工作的顺利进行。

案例讨论

在某医院儿科病房，某晚值班护士陆某给患儿输液，为了不打扰其他患儿休息，她带来了一只手电筒以作照明用，家长认为环境太暗影响输液，开灯没关系。于是护士打开了墙上的开关，三盏灯亮了一夜。直到第二天下午，护士查房时才发现紫外线灯被打开，家长告诉护士长灯是昨晚输液的时候开的。之后没多久一位9岁男患儿突然说眼睛睁不开，眼痛，经医生检查发现，患儿眼睛里布满血丝，眼睛肿胀，立即请眼科医生会诊。经眼科医生诊断，认为是患儿眼睛不适应紫外线照射后的结果。

请问：该案例中出现了哪一类护理缺陷？如何避免这类护理缺陷的发生？

第二节 护理缺陷管理概述

一、护理缺陷的概念

护理缺陷是指在护理活动中，护理人员存在的不符合国家卫生法律、法规、护理规范要求和护理规章制度，对患者的身体可造成直接或间接不同程度影响或者有潜在影响的护理行为。

二、护理缺陷的分类

在护理工作中，由于各种原因导致令人不满意的现象与结果发生，或给患者造成了损害，都可以称作护理缺陷。护理缺陷包含的内容非常广泛，通常可分为护理缺点、护理差错和护理事故。

（一）护理缺点

在护理活动中，凡是发生差错但并未对患者造成不良后果，或者未实施即被发现并及时纠正者称为护理缺点。例如，带教老师发现实习护士正从输液的针头处采集血标本，及时给予纠正并重新采集了血液标本。护理缺点往往是构成护理差错的危险因素。

（二）护理差错

凡是在护理工作中因责任心不强、粗心大意，不按规章制度办事或技术水平低而发生差错，对患者直接或间接产生影响但未造成严重不良后果者称为护理差错。根据护理差错对患者的影响程度可分为一般护理差错与严重护理差错。

1. 一般护理差错

一般护理差错是指在各种护理活动中，由于护理人员自身原因或技术原因发生差错，未对患者造成影响或对患者有轻度影响，但未造成不良后果者。以下护理活动常被认定为一般护理差错：

① 违反各项护理工作的操作规程，未达到质量标准要求，给患者增加痛苦，但尚未造成不良后果者。

② 各种护理记录不准确，但未影响诊断和治疗者。

③ 不认真执行查对制度，进行一般性药物治疗时出现差错，但未发生任何不良反应，未对患者造成不良后果者。

④ 标本留取不及时或留取方法不正确，但尚未影响诊断和治疗者。

⑤ 各种检查前准备未达到规定要求，但尚未影响诊断者。

⑥ 不及时执行医嘱，但未影响治疗者。

⑦ 无菌技术操作不熟练，造成患者轻度感染者。

⑧ 由于交接班不完善，使一般治疗中断或遗漏者。

⑨ 各种护理记录不符合有关规定要求，项目填写不齐全，但未造成不良后果者。

2. 严重护理差错

严重护理差错是指在护理活动中，由于护理人员的失职行为或技术过失，给患者造成一定的痛苦，延长了治疗时间，但尚未构成护理事故。以下护理活动常被认定为严重护理差错：

① 执行查对制度不认真，如打错针、发错药，给患者增加痛苦者。

② 护理措施未落实，发生非难免性的Ⅱ度压疮者。

③ 实施热敷时造成Ⅱ度烫伤，但面积不超过体表的 0.2% 者。

④ 执行医嘱不及时，影响治疗但未造成严重不良后果者。

⑤ 由于监护失误，引流不畅而未被及时发现，影响治疗者。

⑥ 术前未做准备或术前准备不合格，而推迟手术，尚未造成严重后果者。

⑦ 违反无菌技术操作，造成患者严重感染者。

⑧ 各种记录有遗漏或不准确，影响诊断和治疗者。

⑨ 遗失检查标本，影响诊断和治疗者。

⑩ 护理不当，发生坠床、窒息、昏倒而造成不良后果者。

⑪ 交接班不认真而延误诊治和护理，造成不良后果者。

（三）护理事故

护理事故的定义和分级是按照国务院医疗卫生行政部门颁布的《医疗事故处理条例》及《医疗事故分级标准（试行）》来执行的。护理事故是指医疗机构及其护理人员在护理活动中，违反医疗卫生管理法律、行政法规、部门规章和诊疗护理规范、常规，发生过失造成患者人身损害的事故。根据对患者人身造成的损害程度，护理事故可以分为以下四级：

一级事故：造成患者死亡、重度残疾的。

二级事故：造成患者中度残疾、器官组织损伤导致严重功能障碍的。

三级事故：造成患者轻度残疾、器官组织损伤导致一般功能障碍的。

四级事故：造成患者明显人身损害或其他后果的。

三、护理缺陷管理的措施

根据我国目前各大医院的管理情况，凡是缺乏科学的护理管理、护理管理的体制不够健全、管理层的法律意识淡薄等原因都可以导致护理缺陷的发生。因此，护理管理者应当从防范措施开始，制定一系列相关的规章制度及管理措施，以有效遏制护理缺陷的发生，真正实现"零缺陷"的护理服务。

（一）转变观念，建立护理安全文化的新思想

加强基层护理人员的护理缺陷管理知识培训，将现代安全文化的理念渗透到护理人员的思想中，只有实现"人人参与管理"的目标，才能从根本上实现护理"零缺陷"管理的目标。

（二）完善护理安全制度，规范护理行为

根据法律法规和医院的规章制度以及经常出现的各种护理缺陷，制定相应的护理缺陷标准，规范各种护理行为。例如，进行各种护理操作要严格按照医疗护理常规进行；按照护理级别要求巡视患者，认真观察其病情变化；进行无菌操作时，要严格执行无菌操作原则；输血操作的整个过程应由2名以上医务人员共同核对无误后方可执行；严格执行医嘱，不可擅自更改医嘱，也不可盲目执行；不允许非护理人员（或无护士执业资格的护理人员）行使护士的职责等。

（三）建立护理不良事件上报系统

"海恩法则"认为，每一起严重事故的背后，必然有29次轻微事故和300起未遂先兆以及1 000起事故隐患。护理不良事件上报系统能警示护士危险所在，促进护理质量和护理安全管理的提升。发生护理缺陷后，首先应保护患者，尽可能地将错误的危害降到最低程度，并在24小时内逐级上报，同时采用保密、非惩罚、免于刑事诉讼等手段促进上报，建立上报快速通道。

（四）护理人员应不断更新专业知识，努力提高专业技术水平

护理人员的业务能力是安全管理的重要环节，只有加强培训，不断提高护理人员的业务能力和理论水平，培养护理人员爱岗敬业的职业道德，才能从根本上杜绝技术性护理缺陷的发生，保障护理安全。

（五）加强法律知识培训

由于护理工作是一项高风险的技术活动，涉及多项潜在的法律问题，管理层和基层护理工作人员都应该增强法律意识，丰富法律知识。作为管理层，要根据法律知识和护理工作的实际情况来制订相应的培训计划以及各科室应对发生护理缺陷时的应急预案。护理人员应尊重患者的权益，重视他们的心理需求，以减少护理缺陷的发生。

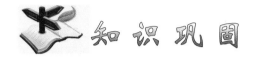

一、名词解释
1. 护理安全　　2. 护理缺陷　　3. 护理差错　　4. 护理事故

二、单项选择题
1. 由于护理人员的过失，造成患者严重残疾，完全丧失劳动力者，称为（　　）。
　　A. 一级事故　　　B. 二级事故　　　C. 三级事故　　　D. 严重差错
2. 病房护士发生护理差错后，护士长应在（　　）内上报护理部。
　　A. 6 小时　　　B. 12 小时　　　C. 24 小时　　　D. 48 小时
3. 一门诊患者在就诊过程中，护士没有询问患者青霉素过敏史，即为患者做青霉素试验，造成患者死亡。护士应承担的责任是（　　）。
　　A. 完全责任　　　B. 主要责任　　　C. 同等责任　　　D. 次要责任

三、简答题
1. 简述影响护理安全管理的因素。
2. 简述护理安全管理的措施。
3. 简述护理事故的分级。
4. 简述护理缺陷管理的措施。

扩展阅读：
护理服务与质量管理

参考文献

[1] 樊立华. 卫生法学概论[M]. 北京：人民卫生出版社，2008.

[2] 王峰. 卫生法律法规[M]. 北京：人民卫生出版社，2009.

[3] 李建光. 卫生法律法规[M]. 北京：人民卫生出版社，2010.

[4] 许练光. 卫生法律法规[M]. 北京：人民卫生出版社，2017.

[5] 菅辉勇，李利斯. 实用卫生法规[M]. 北京：人民卫生出版社，2016.

[6] 朱相远. 中华人民共和国传染病防治法释义[M]. 北京：中国市场出版社，2004.

[7] 全国护士执业资格考试编写委员会. 全国护士执业资格考试应试指导与考题精析[M]. 北京：人民卫生出版社，2018.

[8] 全国护士执业资格考试编写委员会. 全国护士执业资格考试应试指导 [M]. 北京：人民卫生出版社，2018.

[9] 本书起草小组. 医疗事故处理条例释义[M]. 北京：中国法制出版社，2002.

[10] 王胜明. 中华人民共和国侵权责任法释义[M]. 北京：中国法制出版社，2010.

[11] 罗羽. 护理伦理学[M]. 北京：人民军医出版社，2011.

[12] 张武丽. 护理伦理与法规[M]. 合肥：安徽科学技术出版社，2011.

[13] 魏万宏，杨春香. 护理伦理学[M]. 郑州：郑州大学出版社，2011.

[14] 胡定伟. 护理管理学[M]. 北京：人民军医出版社，2011.

[15] 姜小鹰. 护理伦理学[M]. 北京：人民卫生出版社，2017.

[16] 徐玉梅，梅金娇. 护理伦理学[M]. 北京：科学出版社，2018.

[17] 张绍异. 护理伦理与法律法规[M]. 北京：中国医药科技出版社，2018.

[18] 吴欣娟，王艳梅. 护理管理学[M]. 北京：人民卫生出版社，2018.

[19] 李伟，穆贤. 护理管理学[M]. 北京：科学出版社，2019.

[20] 李玉翠，任辉. 护理管理学[M]. 北京：中国医药科技出版社，2016.